Die Autoren:

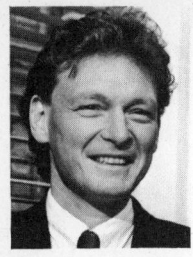

Nicolai Worm, Diplom-Ernährungswissen-schaftler (Dipl. oec. troph.), Jahrgang 1951, Studium der Oecotrophologie an der Techni-schen Universität München, seit 1979 tätig in der Ernährungsforschung mit dem Schwer-punkt Herz-Kreislauf und Sport. Ernährungs-berater des Münchner Marathon. Autor zahl-reicher Fachpublikationen.

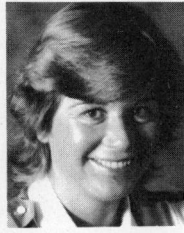

Dr. oec. troph. Eva-Maria Schröder, Studium der Ernährungswissenschaften 1973–1978 an der Universität Kiel, seitdem in der Ernährungsforschung und -beratung am Institut für Ernährung in Tutzing tätig. Autorin zahlreicher Fachpublikationen und mehrerer Ernährungsbücher.

Weiterführende Literatur:

Kollath: Die Ordnung unserer Nahrung, Heidelberg, 1984
Haas: Dr. Haas-Leistungsdiät, München, 1985
Stocksmeier (Hrsg.): Komplexe Kohlenhydrate, Stuttgart, New York, 1979
Schröder/Worm: Der Vitamin- und Mineralstoffratgeber für Ausdauersportler, Oberhaching, 1986
Schröder/Stockmeier: So einfach kann Ernährung sein, Stuttgart, 1984
v. Körber/Männle/Leitzmann: Vollwert-Ernährung, Heidelberg, 1985
Hamm/Nilles: Richtig essen hilft gewinnen, Weil der Stadt, o. J.
Konopka: Sporternährung, München, Wien, Zürich, 1985
Deutsche Gesellschaft für Ernährung DGE: Empfehlungen für die Nährstoffzufuhr, Frankfurt/M., 1985

Bildnachweis:
Illustrationen im Innenteil: Heinz Bogner, München,
Manuela Schneider, Starnberg

Originalausgabe
Copyright © sportinform Verlag GmbH Franz Wöllzenmüller,
Oberhaching 1987
Alle Rechte der Vervielfältigung und Verbreitung einschließlich Film, Funk,
Fernsehen sowie der Fotokopie und des auszugsweisen Nachdrucks
vorbehalten
Printed in Germany 9/1989
Umschlagillustration: Tom Rummonds, Oberhaching
Satz: Filmsatz Schröter GmbH, München
Druck und Bindung: Ebner Ulm

ISBN 3-89284-026-1

3. Auflage

Nicolai Worm · Eva-Maria Schröder

Die 10 erfolgreichen Schritte

Die Ausdauer-Vollwert-Ernährung

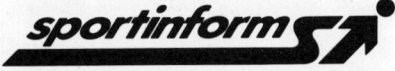

Inhalt

Gerade im Zeitalter zunehmender Technisierung, die auch vor den Trainingsmethoden im Sport nicht halt macht, ist es sehr sinnvoll, sich wieder mehr den vielen Möglichkeiten vernünftiger und bedarfsgerechter Ernährung zuzuwenden. Die Leistungsfähigkeit des gesunden Menschen hängt erheblich von der richtigen Ernährung ab, um so bedeutsamer ist sie dann, wenn Höchstleistungen vom Menschen abverlangt werden. Es ist nicht damit getan, in vermehrtem Maße Vitamintabletten oder andere Konzentrate zu sich zu nehmen. Das Wohlbefinden und damit auch die höchstmögliche Leistungsfähigkeit des Menschen hängt ganz erheblich von einer gesunden und auf die speziellen Fragestellungen ausgerichteten Ernährung ab. Ohne ihre Berücksichtigung müssen letztlich alle möglichen sonstigen Versuche zur Leistungssteigerung sehr schnell an Grenzen kommen.

Das hier vorgelegte Buch präzisiert, was unter bedarfsgerechter Sportlerernährung zu verstehen ist. Es werden die Vorteile und Grenzen der Vollwertkost aus moderner Sicht aufgezeigt, ohne daß dogmatisch darauf bestanden wird, daß nur dieser eine Weg erfolgreich sei. So wie es Spitzensportler gibt, die von ihrer rein vegetarischen Ernährung absolut überzeugt sind, so gibt es andere, die genau davon überzeugt sind, daß vegetarische Kost für sie schädlich oder zumindest leistungshemmend sei. Es kommt sehr darauf an, daß der einzelne aus der Vielzahl der Möglichkeiten zur gesunden Ernährung die für ihn beste herausfindet. Insofern ist diese Lektüre für jeden wertvoll und kann gerade dem engagierten Sportler helfen, für sich selbst den bestmöglichen Weg zu finden, ohne gleich von Arzt oder Ernährungstherapeuten Beratung in Anspruch nehmen zu müssen.

Da dieser Ratgeber sowohl für den engagierten Sportler als auch für den gelegentlich Sport treibenden Normalbürger wertvolle Informationen beinhaltet, wünsche ich diesem Buch eine weite Verbreitung.

Prof. Dr. med. Dr. phil. Uwe Stocksmeier, Direktor des Instituts für Ernährung, Tutzing, mit IPR-Fachkrankenhaus

1. Schritt
Was ist Vollwert-
Ernährung?

1.1 Alternative Ernährungsform
1.2 Vollwert-Ernährung kurz definiert
1.3 Lebensmittelqualität im Vollwert-Sinn
1.4 Vollwert-Ernährung in der Praxis

1.1 Alternative Ernährungsform

Die heutige Ernährungssituation bietet – weltweit betrachtet – groteske Gegensätze. In den sogenannten Entwicklungsländern der Dritten Welt herrschen Unterernährung und Hunger. Hingegen ist die Ernährungssituation in der westlichen »zivilisierten« Welt durch eine quantitative Überernährung bei gleichzeitiger qualitativer Unterernährung geprägt.

Dieses Ernährungsverhalten ist ganz offensichtlich nicht für unsere heutige Gesellschaft, die sich durch allgemeine Bewegungsarmut auszeichnet und die ständigem Streß und gifti-

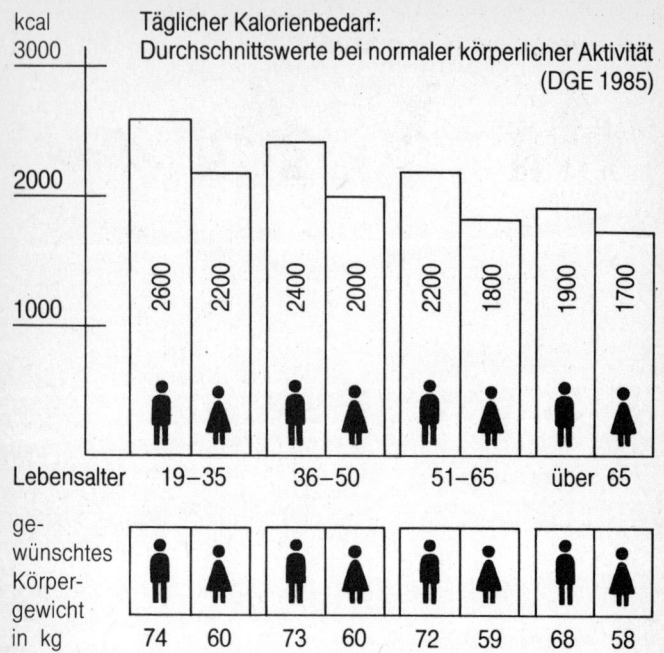

kcal
3000

Täglicher Kalorienbedarf:
Durchschnittswerte bei normaler körperlicher Aktivität
(DGE 1985)

2000

1000

Lebensalter	19–35		36–50		51–65		über 65	
kcal	2600	2200	2400	2000	2200	1800	1900	1700

gewünschtes Körpergewicht in kg	74	60	73	60	72	59	68	58

Qualitative Unterernährung bei quantitativer Überernährung prägt unsere Ernährungsweise

gen Umweltbelastungen ausgesetzt ist, geeignet. Die Herz-Kreislaufkrankheiten stellen mit über 50% aller Todesursachen immer noch die größte Bedrohung unserer Gesellschaft dar. Zwei der dominierenden Risikofaktoren für diese Krankheiten sind mangelnde Bewegung und Überernährung. Als Konsequenz aus diesem Wissen muß nicht nur die Bevölkerung zu verstärkter körperlicher Bewegung in Form von Ausgleichssport aufgerufen werden, sondern auch die Nahrungsmenge und die Nahrungsqualität muß an unsere heutige gesellschaftliche Situation angepaßt werden.

● Die Massenverpflegung in Kantinen und der Konsum von Fertigprodukten im Haushalt nehmen aus organisatorischen, gesellschaftlichen, zeitlichen und finanziellen Gründen ei-

Körpergewicht und Ernährung

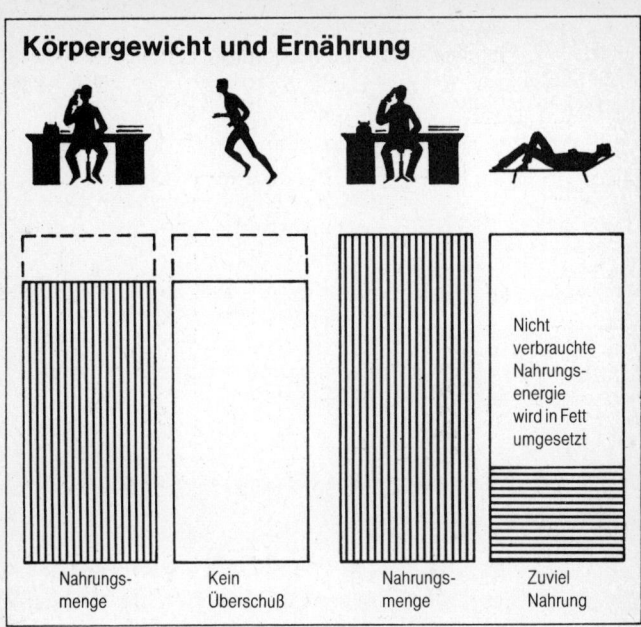

| Nahrungs-
menge | Kein
Überschuß | Nahrungs-
menge | Zuviel
Nahrung |

Nicht verbrauchte Nahrungs-energie wird in Fett umgesetzt

nen großen Raum in der täglichen Ernährung ein. Das lebensmitteltechnologisch Machbare prägt das heutige Ernährungsverhalten. Dabei ist leider in der Bevölkerung wenig bekannt, daß jede Bearbeitung eines Lebensmittels zugleich immer zu Qualitätseinbußen der Inhaltsstoffe (z. B. Vitaminverluste, Fettoxidation etc.) führt, die zum Teil erhebliche Ausmaße annehmen können. Die Wahrscheinlichkeit, daß ein Lebensmittel alle jene Inhaltsstoffe enthält, die der menschliche Körper benötigt, ist um so größer, je naturbelassener das Lebensmittel ist, d. h. je weniger durch Zerkleinern, Erhitzen, Konservieren etc. das Lebensmittel behandelt und verarbeitet worden ist. (Es gibt einige wenige Ausnahmen, auf die später noch eingegangen wird).

Die Lebensmittel sollten so naturbelassen wie möglich sein

● Als zeitgemäße, alternative Ernährungs-

9

form zur industriell aufbereiteten Massen-
ernährung empfiehlt sich deshalb die Vollwert-
Ernährung.

Der Begriff der »Vollwert-Ernährung« wurde
von **W. Kollath** in den fünfziger Jahren geprägt, und in hervorragender Weise von dem
Wissenschaftler-Team **v. Koerber, Männle**
und **Leitzmann** an der Universität Gießen in
jüngster Zeit überarbeitet, modifiziert und auf
einen naturwissenschaftlichen Ansatz ge-
bracht. **Die folgenden Ausführungen zur
Vollwert-Ernährung halten sich bzw. bezie-
hen sich sehr eng an die oben genannten
Vorgaben.**

1.2 Vollwert-Ernährung kurz definiert

Für die Anwendung der Vollwert-Ernährung
sprechen nicht nur ökologische, ideologische
und humanitäre, sondern auch naturwissen-
schaftliche Überlegungen.

*Was Vollwerternäh-
rung enthalten . . .*

● Das Prinzip der Vollwert-Ernährung ist definiert als vorwiegender Verzehr von:
– ovo-lacto-vegetabiler Kost
  (mit Eiern und Milch bzw. Milchprodukten
  angereicherte pflanzliche Ernährung),
– Lebensmittel aus kontrollierter biologisch
  und ökologisch orientierter Landwirtschaft,
– Nahrung mit möglichst geringer Verarbeitung durch Prozeßtechniken und Zuberei-
  tungsverfahren.

*. . . und nicht enthal-
ten soll*

● Isolierte und raffinierte Produkte wie Margarine, Zucker, Auszugsmehle, Nährstoffpräparate, Vitamin- und Mineralstoffpräparate und
Genußgifte wie Koffein, Nikotin und Alkohol
sollen streng gemieden werden. Auf theoreti-
sche Nährstoffrelationen in Form von Prozent-

angaben oder Gewichtsangaben der täglichen Zufuhr wird verzichtet, statt dessen werden ganze Lebensmittel bzw. Lebensmittelgruppen als Nahrung empfohlen, bei deren Verzehr die für den Menschen günstigsten Nährstoffe in ihrer richtigen Relation »automatisch« dem Körper zugeführt werden.

1.3 Lebensmittelqualität im Vollwert-Sinn

Es gibt eine Reihe von Kriterien, die die Lebensmittelqualität beschreiben. Je nach Betrachtungsweise werden verschiedene Prioritäten gesetzt. Die heute auf dem Markt üblichen Kriterien sind der Genußwert, der Eignungswert und der Gesundheitswert.

● Für die Ernährungsphysiologie sind der Gesundheitswert und hierbei üblicherweise folgende Kriterien von primärer Bedeutung: Energiegehalt, Nährstoffgehalt, Gehalt an essentiellen Inhaltsstoffen, Gehalt an krankmachenden Mikroorganismen und der Schadstoffgehalt.

Anforderungen der Vollwert-Ernährung an die Lebensmittel

● Bei der Vollwert-Ernährung ergeben sich allerdings eine Reihe zusätzlicher Überlegungen, die auch immer mehr in der Öffentlichkeit Beachtung finden:
– Nährstoffdichte
– Nährstoffverhältnis
– Energiedichte
– Ergänzungswert
– Sättigungswert
– Sättigungswirkung
– Verdaulichkeit
– Resorption
– Ballaststoffgehalt

Hinzu kommt noch der Gehalt weiterer möglicherweise gesundheitsfördernder Substanzen in Lebensmitteln, die bis heute noch nicht identifiziert sind, die aber offensichtlich regelmäßig über unsere Nahrung zugeführt werden müssen, um ein reibungsloses Funktionieren des Körpers zu garantieren.

1.4 Vollwert-Ernährung in der Praxis

Die Empfehlungen für die Vollwert-Ernährung erfolgen grundsätzlich in Form von Lebensmitteln oder Lebensmittelgruppen und *nicht* von Nährstoffrelationen, wie sie sonst üblich sind. Die Angabe des Nährstoffbedarfs in Form von prozentualen Relationen oder in Form von Gramm oder Milligramm sind für den Verbraucher oft wenig hilfreich und sehr verwirrend, da meist nur der Experte damit umzugehen weiß.

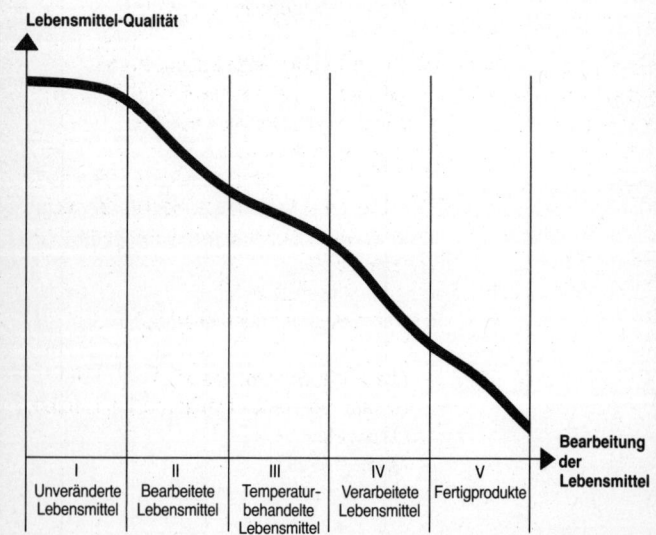

Lebensmittel-Qualität

Bearbeitung der Lebensmittel

I Unveränderte Lebensmittel	II Bearbeitete Lebensmittel	III Temperatur-behandelte Lebensmittel	IV Verarbeitete Lebensmittel	V Fertigprodukte

● Selbstverständlich müssen auch in der Vollwert-Ernährung Überlegungen zur ausreichenden Nährstoffversorgung angestellt werden, ganz besonders im Bereich des Freizeit- und Leistungssports.

Es ist heute jederzeit über Computer-Berechnungen nachweisbar, daß mit einer Anwendung der Vollwert-Ernährung die geforderten Nährstoffrelationen erreicht werden und eine optimale Nährstoffversorgung auch für Leistungssportler gesichert ist. Allerdings müssen die Prinzipien der Vollwert-Ernährung eingehalten werden, d. h. Verzehr von Lebensmitteln mit dem biologisch höchstmöglichen Wertzustand, Verzicht auf übertriebenes Verfeinern unserer Nahrung und die tägliche rohe Frischkost als fester Bestand unserer Nahrung.

Die Vollwert-Ernährung deckt auch den Nährstoffbedarf des Leistungssportlers ab

Die erhitzte Kost muß immer schonend zubereitet sein und *in Maßen* verzehrt werden.

● Die Empfehlungen für die Auswahl von Lebensmitteln erfolgen nach fünf Qualitätskriterien in absteigender Wertigkeit:

besonders empfehlenswerte Lebensmittel

Stufe I: Unveränderte Lebensmittel
– *gekeimtes oder eingeweichtes Getreide:*
  Weizen, Roggen, Gerste, Hafer
– *rohes Frischgemüse:*
  Blattgemüse, Stengelgemüse, Zwiebelgemüse, Fruchtgemüse (außer Hülsenfrüchten), Wurzelgemüse (außer Kartoffel), Pilze (einige Arten)
– *rohes Frischobst:*
  Kernobst, Steinobst, Beerenobst, Südfrüchte
– *Öle, Fette, Samen, Nüsse:*
  Sesam, Sonnenblumenkerne, Leinsamen, Oliven etc.
– *Milch:*
  nicht erhitzte Vorzugsmilch

– *Getränke:*
Quellwasser und Mineralwasser aus kontrollierten Quellen und Brunnen
– *Gewürze:*
frische Gartenkräuter, frische Wildkräuter, frische Gewürzwurzeln, Gewürzsamen
– *Süßungsmittel:*
frisches, süßes Obst

sehr empfehlens-
werte Lebensmittel

Stufe II: Bearbeitete Lebensmittel
– *Getreide:*
Vollkornschrot, Vollkornmehl; unerhitzte Getreideflocken mit Keim; frisch geschrotetes, eingeweichtes Getreide; hohe Mehltypen (Weizen: Type 1600–2000; Roggen: 1590–1800)
– *Gemüse:*
frisches, rohes, zerkleinertes Gemüse (außer Hülsenfrüchte und Kartoffeln); gekeimte Hülsenfrüchte (blanchiert); milchsaures, unerhitztes Gemüse (z. B. Sauerkraut, Pilze); unerhitzte Gemüsesäfte
– *Obst:*
frisches, rohes, zerkleinertes Obst; unerhitzte, frisch-gepreßte Obstsäfte
– *Öle, Fette, Samen, Nüsse:*
Landbutter, kaltgepreßte, unraffinierte Öle; frisch-geraspelte oder gequetschte Nüsse oder Samen (Erdnuß, Sesam)
– *Milch- und Milchprodukte:*
hergestellt aus Vorzugsmilch: Dickmilch, Sauermilch, Joghurt, Kefir; süße und saure Sahne;
Landbutter;
Rohmilchkäse (z. B. Emmentaler);
Quark;
Molke
– *Getränke:*
Mineralbrunnenwasser (kontrolliert); Leitungswasser (ungechlort); Kräuter- und Früchtetees

– *Gewürze:*
luftgetrocknete Kräuter und Wurzeln; zerkleinerte Samen
– *Süßungsmittel:*
eingeweichtes Trockenobst (Rosinen, Datteln, Feigen, Aprikosen)

empfehlenswerte
Lebensmittel

Stufe III: Temperaturbehandelte Lebensmittel

– *Getreide:*
erhitzte Getreidespeisen aus Vollkornmehlen – Suppen, Aufläufe, Pfannkuchen, gedörrtes Getreide;
Brot, Kuchen, Zwieback, Kekse, Teigwaren, Getreideflocken, Dauerbackwaren
– *Gemüse:*
erhitztes Gemüse;
erhitzte Hülsenfrüchte;
erhitzte Kartoffeln;
tiefgefrorenes Gemüse;
erhitzte Gemüsesäfte;
Sojakäse (Tofu);
erhitzte Pilze
– *Obst:*
erhitztes Obst (Kompott);
tiefgefrorenes Obst;
erhitzte Obstsäfte
– *Öle, Fette, Samen, Nüsse:*
Sauer- und Süßrahmbutter;
unraffinierte Kaltpreßöle;
daraus hergestellte, ungehärtete Margarine;
geröstete oder sonst erhitzte Samen;
(geröstete Nußkerne und Nußmus)
– *Milch und Milchprodukte:*
(aus pasteurisierter Milch = schonende Kurzzeiterhitzung auf ca. 70°C)
frische Vollmilch, Sauermilch, Dickmilch, Joghurt, Kefir;
süße und saure Sahne;
Sauer- und Süßrahmbutter;
Buttermilch;
Käse, Quark, Molke

empfehlenswerte
Lebensmittel

- *Fleisch, Fisch, Eier:*
  erhitztes, mageres Fleisch;
  erhitzter, magerer Fisch;
  erhitzte Eier
- *Getränke:*
  Tafelwasser;
  Malztee;
  Malzkaffee;
  Kakao (ungezuckert)
- *Gewürze:*
  erhitzte Kräuter, Wurzeln und Samen;
  Obst- und Weinessig;
  Hefeflocken;
  Meersalz (Vollmeersalz)
- *Süßungsmittel:*
  Apfel- und Birnendicksaft;
  kalt-geschleuderter Honig

weniger empfeh-
lenswerte Lebens-
mittel

Stufe IV: Verarbeitete Lebensmittel
- *Getreide:*
  polierter Reis, parboiled Reis;
  Getreideflocken ohne Keim;
  Auszugsmehl und mittlere Mehltypen (Weizen: Type 405–1200; Roggen: Type
  610–1370);
  Kleie;
  Cornflakes und andere fertige Frühstücksflocken;
  Brot, Kuchen, Knäckebrot, Zwieback, Dauerbackwaren aus obengenannten Mehltypen
- *Gemüse:*
  Gemüsekonserven;
  Pilzkonserven;
  texturierte Sojaprodukte (Sojafleisch etc.)
- *Obst:*
  Obstkonserven;
  Fruchtnektare;
  Fruchtsaftgetränke
- *Öle, Fette, Samen, Nüsse:*
  die meisten handelsüblichen Margarinen
  und Öle (sie sind heißgepreßt, chemisch

weniger empfeh- *lenswerte Lebens-* *mittel*	extrahiert, raffiniert, deodoriert, gebleicht, z. T. gehärtet usw.); Brat- und Backfette (»Shortenings«) — *Milch und Milchprodukte:* H-Milch (ultrahocherhitzt); fettarme Frischmilch; H-Sahne, Kondensmilch; Milchpulver, Molkepulver; Käsekonserven, Schmelzkäse — *Fleisch, Fisch, Eier:* Fleischwaren (Wurst); Fleischkonserven; Schweineschmalz; Fischkonserven; konservierte Eier (Sol-Eier); Ei-Pulver — *Getränke:* Leitungswasser (gechlort); Kakao- und Schokoladengetränke; Bohnenkaffee; schwarzer Tee; Bier; Wein — *Gewürze:* Gewürzextrakte; Kochsalz; Sojasauce — *Süßungsmittel:* erhitzter Honig; Ahorn-, Apfel-, Birnen- und Zuckerrü- bensirup; Melasse
nicht empfehlens- *werte und möglichst* *gänzlich zu vermei-* *dende Lebensmittel*	**Stufe V: Fertigprodukte und isolierte Le-** **bensmittelsubstanzen** — Getreide: isolierte Zucker (Malzzucker, Zuckeraus- tauschstoffe); isolierte Stärke; isolierte Ballaststoffe; isolierte Proteine; isolierte Vitamine;

nicht empfehlens-
werte und möglichst
gänzlich zu vermei-
dende Lebensmittel

isolierter Alkohol;
Schlankheitspräparate mit Quellwirkung;
Zusatzpräparate für Sportler (Getreide- und
Energieriegel etc.)
- *Gemüse:*
  isolierte Stärke;
  isoliertes Protein;
  isoliertes Lecithin;
  isolierte Aromastoffe;
  isolierter Alkohol;
  texturierte Sojaprodukte (versponnenes
  Sojafleisch)
- *Obst:*
  isoliertes Pektin;
  isolierte Aromastoffe;
  isolierte Enzyme;
  isolierter Alkohol;
  Fruchtsaftgetränke
- *Öle, Fette, Samen, Nüsse:*
  mehrmals erhitzte Fette (beim Frittieren,
  Braten);
  Nuß-Nougat-Erzeugnisse (mit isolierten
  Zuckern)
- *Milch und Milchprodukte:*
  isoliertes Kasein und Molkenprotein;
  isolierter Milchzucker;
  isolierte Vitamine;
  isoliertes Lecithin;
  isolierte Sterilmilch;
  Speiseeis (mit isolierten Zuckern und künst-
  lichen Aroma- und Geschmacksstoffen);
  Milcheiweißpräparate für Sportler
- *Fleisch, Fisch, Eier:*
  isolierte Aminosäuren
- *Getränke:*
  Limonaden und Cola-Getränke;
  Instant-Getränke;
  Elektrolyt-Drinks;
  Spirituosen
- *Gewürze:*
  isolierte Aromastoffe;
  künstliche Aromastoffe;

Fertigsaucen (Salat-Dressings);
Branntweinessig; Essigessenz
– *Süßungsmittel:*
isolierte Zucker (brauner und weißer Küchenzucker), Frucht- und Traubenzucker;
Zuckeraustauschstoffe;
künstliche Süßstoffe;
künstlicher Honig;
Süßwaren

Zusammensetzung der Vollwert-Ernährung aus den drei Stufen

● Nach dem Prinzip der Vollwert-Ernährung soll sich die tägliche Nahrung aus den ersten drei Wertstufen (I = besonders empfehlenswert; II = sehr empfehlenswert und III = empfehlenswert) zusammensetzen. Die Hälfte der Nahrung soll aus den Stufen I + II, also aus frischer Rohkost bestehen. Die zweite Hälfte der Nahrung soll aus Stufe III, also aus erhitzten Lebensmitteln bestehen.

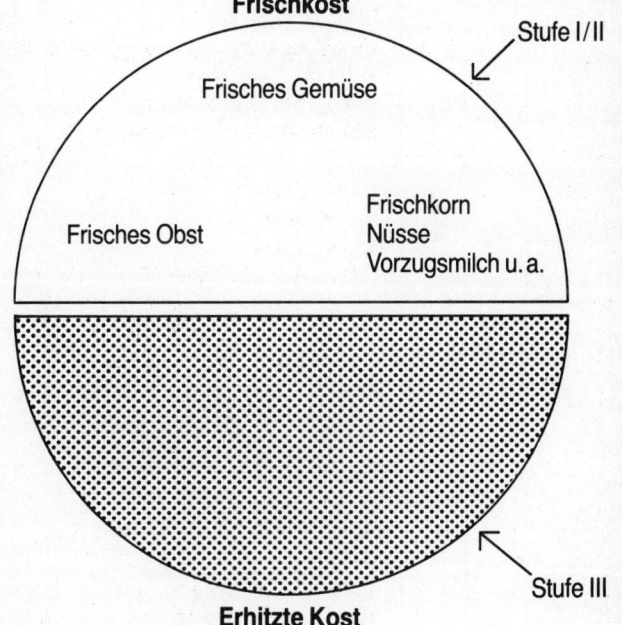

Frischkost

Stufe I/II

Frisches Gemüse

Frisches Obst

Frischkorn
Nüsse
Vorzugsmilch u. a.

Stufe III

Erhitzte Kost

19

Dabei soll das Reinigen, Schneiden, Raspeln,
Mahlen usw. der Lebensmittel möglichst erst
kurz vor dem Verzehr erfolgen, um dadurch
Nährstoffverluste durch Oxidation gering zu
halten.
Zum Garen der Lebensmittel sollten nur schonende Methoden und kurze Garzeiten verwendet werden (Zubereitungs- und Küchen-
tips siehe Kapitel 3).

2. Schritt
Was bringt die Vollwert-Ernährung?

2.1 Optimale Nährstoff-versorgung

Der Körper verbraucht Energie

Die Nahrung liefert dem Menschen die benötigte Energie, die er aus den Nährstoffen Fett, Kohlenhydrate und Eiweiß gewinnen kann. Eiweiß ist zwar primär als Baustoff für Körpersubstanzen vorgesehen, es kann aber auch im Bedarfsfall zur Energiegewinnung herangezogen werden. Fett und Kohlenhydrate dienen im Normalfall der Energiegewinnung und können sich gegenseitig als Energiequelle ergänzen oder auch vertreten.

● Neben dem Energiebedarf hat der Körper

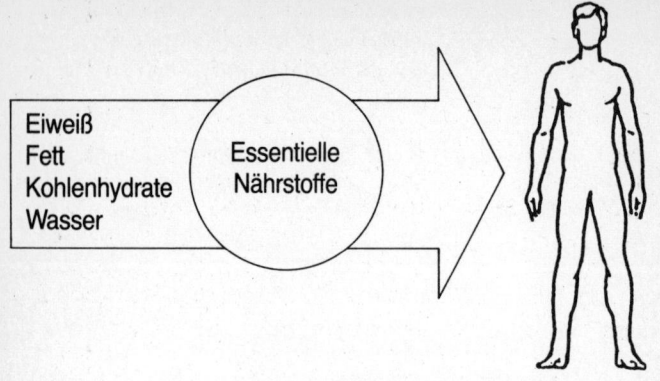

Eiweiß
Fett
Kohlenhydrate
Wasser

Essentielle Nährstoffe

Essentielle Nähr-stoffe müssen mit der Nahrung dem Körper zugeführt werden

auch einen Bedarf an Nährstoffen, die der Organismus für das Aufrechterhalten seiner Funktionen verwerten kann. Die aufgenommenen Nährstoffe werden im sogenannten Stoffwechsel vielfältig verändert, umgebaut, im Blut zum Ort des Bedarfes transportiert und dort in neue, körpereigene Stoffe aufgebaut. Es existieren tausende chemisch und physikalisch unterschiedliche und hochkomplizierte Verbindungen im Körper, die das Leben erst möglich machen. Diese baut sich der Körper je nach Bedarfslage selbst auf. Hierfür benötigt er neben der notwendigen Energie und Wasser auch einige Stoffe, die er nicht selbst herstellen kann, die deshalb lebensnotwendig für ihn sind, entsprechend als »essentielle« Nährstoffe bezeichnet werden und deshalb regelmäßig mit der Nahrung von außen zugeführt werden müssen:

● Diese sind im einzelnen:
– die Vitamine
– die Mineralstoffe
– acht Aminosäuren (Eiweißkomponenten)
– die Linolsäure (eine mehrfach ungesättigte Fettsäure).

Wenn diese »essentiellen« Stoffe in der Nahrung enthalten sind, kann der Körper alle anderen für ihn wichtigen Substanzen selbst herstellen, wenn man ihm genügend Wasser, Sauerstoff und energieliefernde Stoffe anbietet:

Die Vollwert-Ernährung liefert alle lebensnotwendigen Nährstoffe

● Die Vollwert-Ernährung, die uns das gesamte in der Natur vorkommende Spektrum an Nahrungsstoffen anbietet, da nichts oder nur äußerst wenig durch Be- oder Verarbeitung entfernt oder zerstört wurde, liefert uns folglich die besten Voraussetzungen einer optimalen Versorgung mit allen nötigen Nährstoffen.

● In der heute üblichen, stark verfeinerten und konservierten Nahrung sind Nahrungsbestandteile teilweise entfernt. Dies kann gesundheitlich bedenkliche Auswirkungen haben. Denn wir können immer noch nicht sicher sein, daß wir die Bedeutung aller Nahrungsinhaltsstoffe genau kennen. Es ist durchaus möglich, daß mit der starken Behandlung und Verfeinerung der Nahrungsmittel Stoffe entfernt werden, die wir eigentlich zum gesunden Leben benötigen.

Naturbelassene – nicht bearbeitete und verfeinerte – Lebensmittel sichern den Bedarf an essentiellen Nährstoffen

So weiß man z. B. erst seit den siebziger Jahren von der Bedeutung der Ballaststoffe, die bis dahin als unnütz und geschmacklich ungünstig aus der Nahrung mit Vorliebe entfernt wurden. Heute werden diese unverdaulichen Ballaststoffe von einigen Experten sogar schon mit der Bezeichnung »essentiell« versehen, da ohne sie die Verdauung und die Darmtätigkeit ungenügend funktionieren.

Wir müssen deshalb davon ausgehen, daß es noch essentielle Nahrungsstoffe gibt, die von der Wissenschaft noch nicht erkannt und identifiziert worden sind.

Durch Einhaltung der Richtlinien der Vollwert-Ernährung können wir sichergehen, daß wir dem Körper alle in der Natur zur Verfügung stehenden Nahrungsinhaltsstoffe, auch die essentiellen und möglicherweise essentiellen, in ausreichender Menge zuführen. Durch den Grundsatz, die Nahrung so natürlich wie möglich zu verzehren, sichern wir uns einen größtmöglichen Nährstoffgehalt.

● Mit jeder Art der Behandlung und Bearbeitung erleiden die Nahrungsmittel Vitamin- und Mineralstoffverluste, Denaturierungserscheinungen oder sonstige Nährstoffverluste. Die Vollwert-Ernährung dagegen gewährleistet eine optimale Nährstoffversorgung.

Künstlich gewonnene, isolierte Präparate können die Nahrungsinhaltsverluste bearbeiteter und behandelter Nahrungsmittel nicht ersetzen

Aus neueren Forschungsarbeiten wissen wir inzwischen mit großer Sicherheit, daß die in industriellen Bearbeitungsprozessen erlittenen Nahrungsinhaltsverluste nicht einfach kompensiert werden können, indem man diese Stoffe im Labor künstlich herstellt und sie isoliert als Präparat einnimmt.

Aus der Vitaminforschung wissen wir z. B. recht genau, daß synthetisch hergestellte Vitamine, obwohl sie sich in ihrer chemischen Struktur mit den natürlichen Vitaminen decken, nicht genau so intensiv wirken. Dies könnte daran liegen, daß diese essentiellen Stoffe nur dann ihren vollen Wirkungsmechanismus entwickeln, wenn sie zusammen mit ihren natürlichen Begleitstoffen, in einem Komplex sozusagen, zugeführt werden.

2.2 Versorgung mit sekundären Pflanzenstoffen

Mit Hilfe des Sonnenlichtes, der Luft und Wasser baut die Pflanze ihre Inhaltsstoffe auf. Primäre Inhaltsstoffe sind jene, die durch die Photosynthese direkt aufgebaut werden, also die Kohlenhydrate, die Fette und das Eiweiß. Außerdem kann die Pflanze noch weitere Substanzen aufbauen, deren Funktion in der Pflanze uns heute zum Großteil nicht bekannt ist.

Sie werden als »sekundäre Pflanzenstoffe« bezeichnet. Der menschliche oder tierische Organismus kann sie nicht aufbauen. Wir können sie uns also nur über die Pflanze zuführen, und sie sind als Geschmacks-, Aroma-, Duft- und Farbstoffe aus unserer Ernährung nicht wegzudenken. Inwieweit diese Stoffe biologische und gesundheitsfördernde Aktivität besitzen, ist von der Wissenschaft kaum erforscht. Auch die Vitamine gehören zu den sekundären Pflanzenstoffen, und sie sind die einzige Untergruppe, für die die lebensnotwendige Bedeutung bisher nachgewiesen wurde. Andere sekundäre Pflanzenstoffe sind z. B. Bitterstoffe, Carotinoide, Alkaloide, Phytosterine, Saponine und Flavonoide. Für diese Stoffe sind bisher schon eine Reihe von Effekten nachgewiesen worden, u. a. die Aktivierung von Verdauungsenzymen und Hormondrüsen, eine Wirkung als Bakterio-, Zyto- und Fungistatikum sowie eine entzündungshemmende, wundheilende und antikanzerogene Wirkung.

Der menschliche Körper kann die sekundären Pflanzenstoffe (z. B. Vitamine) nicht selbst produzieren, sie müssen zugeführt werden

● Sekundäre Pflanzenstoffe befinden sich oft, teilweise sehr hoch konzentriert, in den Außenschichten der als Lebensmittel verwendeten Pflanzenteile und sind sehr häufig flüchtig, oxidations- und hitzeanfällig. Dies begründet die Empfehlung, auch ganze unverarbeitete Lebensmittel täglich als rohe Frischkost zu verzehren.

2.3 Bessere »Verdauung«

Was im Volksmund immer mit »Verdauung« bezeichnet wird, ist eigentlich die Darmpassage des Nahrungsbreis. Denn die eigentliche Verdauung findet im Mund, Magen und Dünndarm statt und meint die Aufspaltung der Nahrungsmittel in kleine Partikel und deren Aufnahme über die Darmwand in die Blutbahn. Im Dickdarm wird nichts mehr verdaut, sondern der Rest der Nahrung wird eingedickt und in mehr oder weniger regelmäßigen Abständen als Stuhl ausgeschieden. Für eine normale Funktion des Dickdarms, zur Anregung der Peristaltik, ist eine gewisse Darmfüllung notwendig. Durch einen entsprechenden Füllungsdruck wird die Darmbewegung und somit die Darmpassage des Nahrungsbreis angeregt. Wenn die Nahrung voll verdaulich ist und zu wenig unverdauliches Volumen in den Dickdarm gelangt, kann es zur chronischen Verstopfung kommen. Ballaststoffe erhöhen das Volumen des Speisebreis auch im Dickdarm und verhindern dadurch Verstopfung oder Darmträgheit. Ballaststoffe sind zellulosehaltige und zelluloseähnliche unverdauliche Stoffe. Sie sind überwiegend Bestandteile pflanzlicher Lebensmittel. Je raffinierter und »veredelter« Nahrungsmittel in industriellen Prozessen bearbeitet werden, desto ballaststoffärmer sind sie normalerweise.

Für eine gute Verdauung sind die Ballaststoffe in unbearbeiteten Nahrungsmitteln wichtig

Ballaststoffe erhöhen die Sättigungswirkung und regen die Darmtätigkeit an

● Ballaststoffe verlängern auch die Kautätigkeit und erhöhen die Speichelabsonderung, was zur Zahnerhaltung beiträgt.
Weiterhin erhöhen sie die Verweildauer des Nahrungsbreis im Magen, wodurch die Sättigungswirkung erhöht wird und sie verstärken die Darmtätigkeit, indem sie reichlich Wasser im Darm an sich binden können und auf diese Weise über ein erhöhtes Darminnenvolumen einen erhöhten Füllungsdruck erzielen.

● Die unverdaulichen Nahrungsbestandteile sind also keinesfalls von Nachteil, sondern im Gegenteil für das gesunde Funktionieren des Körpers sehr notwendig. Die Vollwert-Ernährung ist ballaststoffreich und günstig für eine gesunde Darmfunktion.

2.4 Ökologische Aspekte

Unsere Ernährung ist zu stark auf tierisches Protein (Fleisch) und Tierprodukte ausgerichtet

In unserer westlichen »zivilisierten« Welt wird ein Großteil der pflanzlichen Nahrungsmittel als Futtermittel für Tiere eingesetzt, um anschließend diese Tiere bzw. deren Produkte wie Fleisch, Eier, Milch usw. als Nahrungsmittel zu verwenden. Dieser Prozeß wird mit »Veredelung« bezeichnet. Veredelungsverluste allerdings entstehen immer dann, wenn für die Erzeugung tierischer Nahrungsmittel solche Futtermittel eingesetzt werden, die auch direkt der menschlichen Ernährung dienen könnten.

● So muß z. B. zur Produktion von 1 kg Protein aus Schweinefleisch 10 kg pflanzliches Protein als Futter eingesetzt werden. Bei Eiern ist das Verhältnis 4 : 1, bei Milch 3 : 1. Im Durchschnitt müssen 7 kg Pflanzenprotein verfüttert werden um 1 kg tierisches Protein zu erhalten. Diese Verluste ließen sich vermeiden, wenn zur Tierfütterung nur solche pflanzlichen Nahrungsmittel eingesetzt würden, die für den Menschen nicht oder nur schwer verwertbar sind.

Die Vollwert-Ernährung deckt den Proteinbedarf des Körpers überwiegend über pflanzliche Eiweißträger ab.

● Für die ausreichende Versorgung mit Eiweiß kann zum Großteil auch pflanzliches Eiweiß herangezogen werden. Das Argument, wir brauchen Fleisch, um den Proteinbedarf zu decken, ist so nicht korrekt. Pflanzliche Eiweißträger, die in geeigneter Weise kombiniert werden, erreichen eine sehr hohe biologische Eiweißwertigkeit und gewährleisten ebenfalls die ausreichende Proteinversorgung. Allerdings ist hierfür ein gewisses Wissen über die ernährungsphysiologischen Möglichkeiten der Proteinaufwertung notwendig (siehe Kapitel 3). Die Vollwert-Ernährung mit ihrer Betonung des Verzehrs von pflanzlichen, eiweißreichen Produkten wie Getreide, Hülsenfrüchten, Wurzelgemüse usw. in Kombination mit solchen tierischen, ökonomisch preiswerten Nahrungmitteln wie Milch, Milchprodukten und Eiern, erfüllt in einer Zeit, in der Energie knapp ist und Millionen von Menschen auf der Welt Hunger leiden, auch diesen ökologischen Anspruch. Das soll nicht bedeuten, daß der Verzehr von Fleisch zu verdammen ist. Unter verstärkter Betrachtung einiger Voraussetzungen ist die Fleischerzeugung auch unter ökologischen Gesichtspunkten gut zu vertreten: die Verwendung von Futterarten, die für den Menschen nicht verwertbar sind, eine extensive Tierhaltung und die verstärkte Resteverwertung aus dem Haushalt und den Betrieben.

2.5 Konsequenzen der Vollwert-Ernährung

Vollwert-Ernährung ist kein Dogma und keine Diät, sondern eine ökologisch orientierte, frische, schmackhafte und nährstoffreiche Kost, die gegenüber der heute üblichen »Gemischtkost« zahlreiche Vorteile bietet. Eine abwechslungsreiche Gemischtkost, wie sie z. B. von der Deutschen Gesellschaft für Ernährung gefordert wird, *kann* vollwertig und gesund sein, muß es aber nicht automatisch. Denn eine Gemischtkost, die zum Großteil aus behandelten, raffinierten und konservierten Nahrungsmitteln besteht, kann die Anforderungen des Körper an eine optimale Nährstoffzufuhr nicht erfüllen.

Vollwert-Ernährung ist auch einer »Gemischtkost«, die größtenteils aus behandelten Lebensmitteln besteht, überlegen ...

● Dies hat besondere Bedeutung für den engagierten Sportler mit seinem erhöhten Nährstoffbedarf. Beispielsweise auf die heute so populären Nährstoffkonzentrate, wie etwa Mineraldrinks, die sogar schon in den meisten

Supermärkten angeboten werden, ist der Sportler bei der Einhaltung der Vollwert-Ernährung in der Regel nicht angewiesen. Ausnahmen kann es im Bereich des Spitzensportes geben, wo durch täglich mehrstündiges Training und Wettkampf ein Nahrungsbedarf von 6000 und mehr Kilokalorien entstehen kann, so daß die Fassungskapazität von Magen und Darm überfordert wird. Hier wird dann, um eine Leistungseinbuße zu vermeiden, der Einsatz von Nährstoffkonzentraten sinnvoll.

3. Schritt
Die Vollwert-Ernährung des Ausdauersportlers in der Praxis

3.1 So frisch und natürlich wie möglich
3.2 Lagerung und Zubereitung
3.3 Lebensmittelgruppen für die Vollwert-Ernährung

3.1 So frisch und natürlich wie möglich

Das Gerüst der Vollwerternährung bilden **Getreide, Gemüse, Obst, Salat** und **Milchprodukte,** während Fleisch, Fisch und Eier eher eine untergeordnete Rolle spielen, jedoch nicht gänzlich verboten sind.

Prinzipien der Vollwerternährung

● Die Lebensmittel sollen so wenig wie möglich be- oder verarbeitet sein:
– Getreide und Getreideprodukte aus Vollkorn sollen im Vordergrund stehen. Produkte aus Auszugsmehlen sind zu meiden.
– Isolierte Zucker und daraus hergestellte Produkte sind zu meiden.
– Pflanzliche Nahrungsmittel bevorzugen, teilweise als unerhitzte Frischkost.
– Fleisch, Fisch und Eier als gelegentliche Zugabe verwenden.

- Vorzugsmilch als wertvollen Bestandteil betrachten.
- Naturbelassene Fette und Öle (Butter, kaltgepreßte, unraffinierte Öle) in Maßen verwenden, dagegen extrahierte und raffinierte Fette und Öle (die meisten Margarinen und gewöhnlichen Öle) meiden.
- Genußgifte meiden.

Grundsätzlich gilt das Motto:
»So frisch und natürlich wie möglich.«

Nährwertschonung

● Zur Umsetzung dieser Forderungen in die Praxis müssen einige grundsätzliche küchentechnische Verhaltensweisen beachtet werden. Im Vordergrund steht dabei u. a. die **Vermeidung von Vitamin- und Mineralstoffverlusten** bei Einkauf, Lagerung und Zubereitung der Lebensmittel. Vitamine sind sehr empfindlich gegen Licht, Luft und Wärme (s. Tab. 1), Mineralien sind wasserlöslich und werden bei unsachgemäßer Zubereitung leicht aus dem Lebensmittel herausgeschwemmt. Zur Gewährleistung einer vollwertigen Ernährung muß daher vor allem Frischkost sehr schonend und bewußt zubereitet werden, um die Nährwertverluste im Haushalt möglichst gering zu halten.

Tips für den Einkauf von Lebensmitteln

● Vollwert-Ernährung beginnt bereits beim Einkaufen der Lebensmittel. Das ist zu beachten:
- Nur absolut frisches Obst, Gemüse und Salat kaufen. Sieht er bereits etwas welk oder gar angefault aus, hat es bereits viele Vitamine verloren.
- Kaufen Sie Ihre Frischkost möglichst täglich ein – und dann nur so viel, wie Sie am selben oder nächsten Tag (s. Lagerung) auch wirklich verwenden können.
- Kaufen Sie nicht an Obst- und Gemüseständen, deren Waren der direkten Sonne oder Autoabgasen (direkt an der Straße!) ausgesetzt sind.

Was gibt es wann? Frischgemüseangebote im Jahresablauf

Monate:	Jan.	Febr.	März	April	Mai	Juni	Juli	Aug.	Sept.	Okt.	Nov.	Dez.
Blumenkohl	○	○	●	●	○	○	●	●	●	●	○	○
Bohnen, grüne				○	○	○	●	●	●	○	○	○
Bohnen, dicke (Puffbohnen)					●	●	○					
Broccoli		○	○	○				●	●	●		
Erbsen, grüne				○	○	●	●					
Grünkohl	●	●	●	●							●	●
Gurken	○	○				●	●	○	○		●	○
Kohlrabi		○	○	○	○	●	●	●	○	○		
Kürbis						○	○	●	●	●	○	○
Möhren	●	●	●	○	○	○	○	●	●	●	●	●
Paprikaschoten		○	○	○	○	○	○	●	●	●	○	○
Porree/Lauch	○	○	○	○	○	○	○	●	●	●	●	●
Rhabarber				●	●							
Rosenkohl	●	●	○	○						○	●	●
Rote Bete (Rote Rüben)	●	●						●	○	●	●	●

Was gibt es wann? Frischgemüseangebote im Jahresablauf

Monate:	Jan.	Febr.	März	April	Mai	Juni	Juli	Aug.	Sept.	Okt.	Nov.	Dez.
Rotkohl	●	●	●	○	○	○	●	●	●	●	●	●
Schwarzwurzeln	●	●	●							○	○	○
Sellerieknollen	●	●	●	○					○	●	●	●
Spargel			○	●	●	●						
Spinat	○	○	●	●	○	○	○	○			○	○
Staudensellerie	○	○	○		○	○	○	○	○	○	○	○
Tomaten	○	○	○	○	○	○	●	●	●	●	●	●
Weißkohl	●	●	●	○	○	○	●	●	●	●	●	●
Wirsing	●	●	●	○	○	○	●	●	●	●	●	●
Zucchini				○	●	●	○					
Zuckermais								●	●			
Zwiebeln	●	●	●	●	●	○	○	●	●	●	●	●

Zeichenerklärung: ● = Monate starker Angebote, ○ = Monate geringerer Angebote
Quelle: Obst und Gemüse haltbar machen, AID-Heft 1124/1986

Bewußter Einkauf vollwertiger Lebensmittel

– Kaufen Sie möglichst immer Saisongemüse bzw. -obst. Importiertes ist oft schon lange transportiert und gelagert.

– In der Winterzeit, oder wenn wenig Zeit zum Einkaufen von Frischgemüse besteht, empfiehlt sich die häusliche Anzucht von Sprossen bzw. Keimlingen (s. dort) zur Anreicherung der Kost mit Vitaminen und Mineralstoffen.

– Tiefgefrorene Ware gehört sofort wieder in die Kühltruhe. Angetaute Ware nicht wieder einfrieren! Thermobeutel eignen sich gut zum Transport und halten das Gefriergut auch über längere Zeit kalt genug.

– Nicht in den Rahmen der Vollwert-Ernährung passende Nahrungsmittel wie Zucker, zuckergesüßte Speisen und Getränke, Auszugsmehle und daraus hergestellte Produkte, Wurst, Konserven und sonstige stark verarbeitete Waren sollten gar nicht erst auf Ihrem Einkaufszettel stehen.

Tab. 1: **Empfindlichkeit der Vitamine gegen Hitze, Licht und Luftsauerstoff**

Vitamin	Empfindlich gegenüber		
	Hitze	Licht	Luft
A	+	+	+
D	–	+	+
E	+	+	+
C	+	+	+
B$_1$	+	–	+
B$_2$	+	+	–
B$_6$	–	+	+
B$_{12}$	–	+	+
Pantothensäure	+	–	–
Folsäure	+	+	+

+ = empfindlich
– = weniger empfindl.

3.2 Lagerung und Zubereitung

Auch der bewußteste Einkauf nützt wenig, wenn die Lebensmittel bei Lagerung und Zubereitung Nährwertsverluste erleiden.

Tips für die Lagerung von Lebensmitteln

● Daher gelten folgende Regeln bei der Lagerung von Lebensmitteln:
- Lagern Sie Frischkost möglichst nicht lange ein. Je frischer Sie sie verzehren, desto mehr Vitamine und Mineralstoffe nehmen Sie auf. Kaufen Sie nur so viel, wie Sie auch essen können!
- Obst, Gemüse, Salat trocken und kühl (nicht eisgekühlt) lagern, z. B. im Gemüsefach des Kühlschranks oder im kühlen Keller.
- Kartoffeln und Zwiebeln außerdem dunkel lagern (sonst Gefahr des Auskeimens).
- Zur längeren Lagerung eignen sich nur Kartoffeln, einige Äpfel- und Birnensorten.
- Einzufrierendes möglichst anfangs Schockgefrieren, dann umlagern auf Tiefkühltemperatur ($-18\,°C$).

Richtige Lagerung schützt vor Nährwertverlust

- Tiefgefrorenes möglichst frühzeitig vor dem Verzehr aus der Truhe nehmen und langsam im Kühlschrank auftauen lassen, nicht in der warmen Küche! Geeignet zum Auftauen ist auch ein Mikrowellengerät.
- Bei Stromausfall hält die Kühltruhe etwa 1 Tag die Temperatur genügend tief, wenn sie nicht geöffnet wird.
- Verbrauchen Sie Lebensmittel (z. B. Milchprodukte) möglichst vor Ablauf des Mindesthaltbarkeitsdatums, welches jedoch kein Verfallsdatum, sondern lediglich eine Empfehlung für den Verbrauch darstellt.
- Halten Sie gekochte Speisen, z. B. bei unterschiedlichen Essenszeiten der Familie, nicht warm, sondern lassen Sie sie zur Schonung der Vitamine abkühlen, und erwärmen Sie sie neu.

*Tips für die Zuberei-
tung von Lebensmit-
teln*

● Auch die Zubereitung der Vollwertkost unterliegt bestimmten Regeln. Grundsätzlich gilt:
So wenig Behandlung wie möglich. Mechani-
sches Reinigen (Waschen, Schrubben) ist un-
bedenklich, zerkleinern sollte man so wenig
wie möglich und erst kurz vor dem Verspeisen,
für thermische Verfahren gelten folgende Ein-
schränkungen:
– Erhitze nur, was erhitzt werden muß.
– Verwende die niedrigste zweckmäßige
  Temperatur.
– Kurz und hoch erhitzt ist besser als lange
  und niedrig.
– Spare an Feuer, Wasser und Salz.
– Warmhalten ist schädlicher als Aufwärmen.

Garverfahren

Bei den Garverfahren empfiehlt die Vollwert-
küche folgende Reihenfolge, die schonend-
sten Verfahren vornweg, die zerstörendsten
am Ende:
dünsten, schmoren im eigenen Saft, garen in
heißer Luft, grillen, braten, rösten, backen in
heißem Fett, sieden in Wasser (das eigentliche
»Kochen«), dämpfen, sterilisieren, konservieren.

● Speziell für die Frischkost muß außerdem
beachtet werden:
– Waschen Sie Obst, Salat und Gemüse *vor*
  dem Zerkleinern.

*Küchentechnische
Behandlung von
Obst und Gemüse*

– Wässern Sie Obst, Salat und Gemüse nicht
  lange, sonst »schwimmen« Mineralstoffe
  und Vitamine weg. Waschen Sie kurz unter
  fließendem, kalten Wasser.
– Garen Sie Gemüse, wenn überhaupt,
  grundsätzlich nur in wenig Wasser und nicht
  zu lange. Servieren Sie Gemüse mit »Biß«.
– Achten Sie auf gut schließende Topfdeckel
  und öffnen Sie diese beim Garen nicht un-
  nötig.
– Verunstalten Sie den Geschmack von
  Gemüse nicht mit Mehlsoßen. Genießen
  Sie den frischen natürlichen Geschmack!

- Essen Sie junge Kartoffeln und Obst möglichst mit Schale, da darunter die meisten Vitamine sitzen. Aber vorher gründlich waschen!
- Kartoffeln sollten Sie grundsätzlich als Pell- oder Folienkartoffel zubereiten! Nicht als geschälte Salzkartoffeln etc.
- Die meisten Gemüsesorten lassen sich als Rohkost zubereiten und sollten in dieser Form bevorzugt werden. Jedoch muß hier die Vorbereitung (Waschen etc.) sehr gründlich durchgeführt werden. Geeignet für Rohkost sind fast alle Gemüse außer Hülsenfrüchten (v. a. Bohnen) und Kartoffeln.

Nährwertschonung
bei der Zubereitung

- Je härter das Gemüse ist, desto feiner muß es für Rohkost geschnitten oder geraspelt werden.
- Salate und Rohkost dürfen erst kurz vor dem Essen zubereitet werden und nicht lange stehen, da dadurch Nährwertverluste entstehen.
- Die Marinade *vor* dem Gemüse zubereiten, das anschließend geschnittene Gemüse gleich hineingeben.
- Essen Sie Salat und Rohkost *vor* dem Hauptgericht, das sättigt besser und fördert die Verdauung.
- Verwenden Sie viel frische Kräuter, die Sie allerdings erst kurz vor dem Servieren zugeben sollten.
- In der vitaminarmen Winterzeit können selbstgezogene Keimlinge den Nährwert Ihrer Speisen deutlich aufbessern.
- Wenn Sie Getreide selbst schroten, so sollten Sie möglichst nur die gerade benötigte Menge herstellen. Überschüssigen Schrot in einem luftdicht schließenden Behälter aufbewahren.
- Frisch gepreßte Obst- und Gemüsesäfte sind nicht nur für den Sportler optimal! Man kann sie auch hervorragend mit Mineralwasser oder Milch auffüllen.

– Kaufen Sie möglichst nur ganze Nüsse und Samen. Durch Zerkleinern (z. B. gemahlene Mandeln) gehen Nährwerte verloren, und der Verderb (Ranzigkeit) wird gefördert.

3.3 Lebensmittelgruppen für die Vollwert-Ernährung

Da die Vollwert-Ernährung aber nicht ausschließlich aus Frischkost besteht, seien auch die anderen Lebensmittelgruppen kurz angeschnitten.

Milch

● Am besten ist nach dem Prinzip der Vollwert-Ernährung die unerhitzte aber hygienisch kontrollierte Vorzugsmilch, die der pasteurisierten Milch vorgezogen werden sollte. Ist dies nicht möglich, so hat die pasteurisierte Milch Vorrang vor H-Milch, die im Sinne der Vollwert-Ernährung nicht zu empfehlen ist.

Öle

● Die *Sorte* entscheidet über den Geschmack des Öls (Oliven-, Sonnenblumen-, Soja-, Distelöl etc.), das *Herstellungsverfahren* über die Qualität: Man unterscheidet zwischen wertvollen kaltgepreßten, unraffinierten Pflanzenölen mit hohem Gehalt an Fettbegleitstoffen (z. B. Vitaminen) und weniger wertvollen, heißgepreßten, raffinierten Ölen, die bei der Vollwert-Ernährung gemieden werden sollten. Öle sind grundsätzlich kühl und licht- bzw. luftgeschützt zu lagern.

Streichfett

● Wegen des hohen Grades der technischen Verarbeitung der meisten Margarinen ist der viel naturbelasseneren Butter in der Vollwertkost der Vorzug zu geben.

Nudeln Reis

● Reis und Nudeln sind gerade für den Ausdauersportler wichtige und fettarme Kohlenhydratquellen. Grundsätzlich sind Nudeln aus Vollkornmehl und brauner Naturreis (unpoliert) normalen Weißmehlteigwaren und weißem, poliertem Reis vorzuziehen, da sie bedeutend mehr Vitamine, Mineralstoffe, Ballaststoffe und Eiweiß enthalten.

Getreide

● Aus den gleichen Gründen wie bei Reis und Nudeln sollen auch bei Getreideerzeugnissen Vollkorn und daraus hergestellte Produkte den Vorzug vor ausgemahlenen Weißmehlprodukten haben. Die Typenzahl auf der Mehltüte gibt Aufschluß über den Ausmahlungsgrad des Korns: Je höher die Type, desto vollwertiger ist das Mehl. Beispiel bei Weizenmehl: Type 405 entspricht feinem weißem Mehl mit geringem Anteil wertvoller Kornbestandteile, Type 1700 bezeichnet Vollkornmehl bzw. Backschrot mit allen wertvollen Bestandteilen des Weizenkorns.

Keimlinge
Sprossen

● Keimlinge und Sprossen von Getreide und Gemüsen (z. B. Soja, Luzerne, Klee, Weizen u. v. a.) können im Haushalt ohne großen Aufwand (auf Watte oder mit speziellen Keimvorrichtungen) selbst gezogen werden. Durch gutes Bewässern sind die Keimlinge nach etwa 4–6 Tagen zu »ernten« und als wertvolle Anreicherung mit Vitaminen, Mineralien und Eiweiß anzusehen. Man kann sie zum oder auch als Salat verwenden, kurz erhitzen als Gemüse oder einfach über fertige Speisen streuen.

Müsli

● Müsli ist in der Vollwert-Ernährung, und ganz besonders für den Sportler, als Grundnahrung anzusehen. Die Basis eines gesunden, wohlschmeckenden Müslis ist immer Getreide, wobei der Phantasie bei der Zusammenstellung keine Grenzen gesetzt sind. Im Rezeptteil haben wir ein paar Müslibeispiele für Sie zusammengestellt.

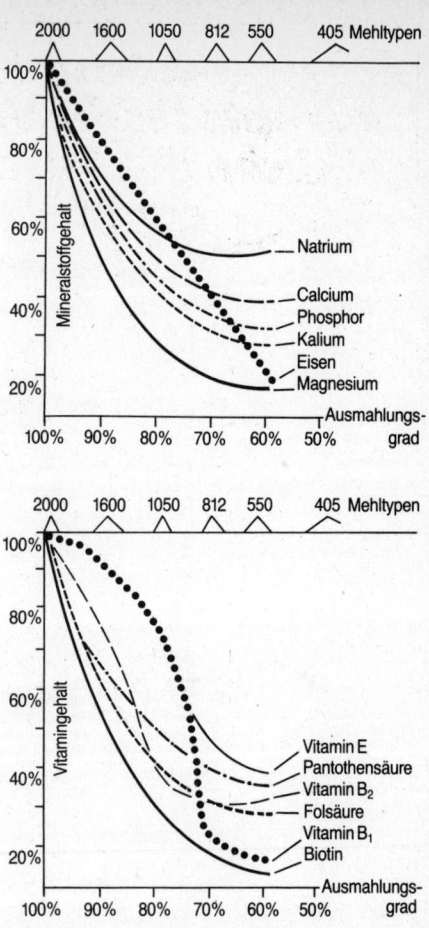

2000 1600 1050 812 550 405 Mehltypen

100%

80%

60%

Mineralstoffgehalt

40%

20%

Natrium
Calcium
Phosphor
Kalium
Eisen
Magnesium

100% 90% 80% 70% 60% 50% Ausmahlungsgrad

2000 1600 1050 812 550 405 Mehltypen

100%

80%

60%

Vitamingehalt

40%

20%

Vitamin E
Pantothensäure
Vitamin B$_2$
Folsäure
Vitamin B$_1$
Biotin

100% 90% 80% 70% 60% 50% Ausmahlungsgrad

Sojabohne

● Sojaprodukte werden in vielfältiger Form angeboten. Sie sind sehr eiweißreich und enthalten wertvolle Vitamine, besonders Thiamin (Vitamin B$_1$). Jedoch ist der Verarbeitungsgrad oft sehr hoch, so daß z. B. Fleischersatz aus Soja im Rahmen der Vollwert-Ernährung wegen der Verarbeitung abzulehnen ist.

40

4. Schritt
Rezepte für die Vollwert-
küche des Ausdauer-
sportlers

Diese Rezeptauswahl soll für Sie als Anregung dienen. Variationsmöglichkeiten und Ihrem Einfallsreichtum sind keine Grenzen gesetzt bei der Zubereitung vollwertiger kalter und warmer Mahlzeiten, probieren Sie es ruhig mal aus. Übrigens eignet sich Frischkost hervorragend auch als Ergänzung und Aufwertung von Kantinenessen, Fast food und anderen, im (Berufs-)alltag oft verzehrten, jedoch nicht den Vollwertkriterien entsprechenden Mahlzeiten.

Müsli für Ausdauersportler (1 Person)
1 großer Apfel, 4 EL Vollkornhaferflocken, 1 EL Sonnenblumenkerne, 1 EL Haselnüsse, 1 EL Rosinen, 1 El Honig, ¼ l Milch, Joghurt oder Dickmilch.

Frischkornmüsli (1 Person)
3–4 EL Weizenschrot (über Nacht einweichen), 2 EL Quark, 5 EL Milch, 1 EL Sesamkerne, 1 kl. Banane, ½ Apfelsine, 2 TL Rosinen, Honig zum Süßen.

Buchweizengrütze (4 Personen)
40 g Butter und etwas Salz in 1 l Wasser zum Kochen bringen, 250 g Buchweizengrütze einstreuen, unter Rühren aufkochen, 10 Min. zugedeckt auf abgeschalteter Herdplatte quellen lassen. Pro Portion mit je 1 EL Joghurt und Ahornsirup servieren.

Hirsebrei (1 Person)

2 Tassen Wasser mit etwas Salz und dem ausgekratzten Mark 1 Vanilleschote aufkochen, 1 Tasse Hirse einstreuen, aufkochen, 20 Min. zugedeckt quellen lassen (bei geringer Hitze). So viel erwärmte Milch zugeben, daß ein körniger Brei entsteht, 1 EL überbrühte Rosinen und 1 EL gehackte Haselnüsse dazugeben und mit Honig oder Ahornsirup nach Geschmack süßen.

Sauerkrautsalat mit Äpfeln und Möhren

500 g Sauerkraut, 2–3 Äpfel geraspelt, 2 geraspelte Möhren, 1 feingeschnittene Zwiebel mischen, mit Marinade aus 3 EL Sauerkrautbrühe oder Essig, Gewürzen, 3 EL Öl und evtl. 2 EL Weißwein übergießen, 30 Min. ziehen lassen.

Fenchel-Rohkost

2 kleine gehobelte Fenchelknollen, 2 feingestiftelte säuerliche Äpfel, 2 geschnittene Orangen und 100 g gehackte Walnüsse mit Marinade aus 1 Becher Joghurt, Saft 1 Zitrone und Gewürzen nach Geschmack vermischen.

Ratatouille (4 Personen)

500 g Zucchini, 600 g Auberginen, 500 g Paprikaschoten (rot und grün), 500 g Tomaten und 1 Zwiebel putzen, waschen, vorbereiten, kleinschneiden, separat anbraten und schichtweise würzen mit Pfeffer, Salz, Paprika, Knoblauch und Basilikum, 25 Min. zugedeckt dünsten. Dazu Vollkornreis servieren.

Käse-Kartoffeln mit Tomaten (1 Person)

Auflaufform fetten. Lagenweise in Scheiben geschnittene Pellkartoffeln (200 g) und Tomaten (200 g) und 50 g geriebenen Käse hineingeben. Übergießen mit Soße aus 50 g Quark, ½ Ei, 125 g Milch, etwas Salz, Butterflöckchen aufsetzen, 35 Min. backen, mit Kräutern bestreuen.

Naturreis mit Gemüse, überbacken (4 Personen)
250 g Naturreis garen, 250 g gewürfelte Zwiebeln, 200 g Paprikawürfel, 250 g Tomatenwürfel in Öl glasig schmoren, würzen nach Geschmack, mit Reis vermischen und in Auflaufform (gefettet) geben. 3 Eier, 6 EL Milch, Hefeflocken verquirlen und darübergießen, 30 Min. backen.

Vollkornnudel-Salat (4 Personen)
250 g Vollkornnudeln bißfest kochen, 4 Tomaten, ½ Salatgurke, 1 Bund Radieschen, 1 Bund Frühlingszwiebeln vorbereiten, kleinschneiden, kurz blanchieren, zu den zerkleinerten Nudeln geben, Marinade aus 150 g Joghurt, frischen Kräutern und Gewürzen zubereiten, dazugeben, 30 Min. ziehenlassen.

Zwischenmahlzeiten. Gemäß der Devise »öfter essen sorgt für eine ausgeglichene Leistungskurve«, muß ganz besonders der Sportler auf richtige Zwischenmahlzeiten achten. Dies gilt auch unterwegs, beim Training, im Gebirge, auf dem Segeltörn und natürlich am Arbeitsplatz und in der Schule. Hier ein paar Beispiele für problemlos einzunehmende Zwischenmahlzeiten, die genau richtig für den Sportler sind und den Prinzipien der Vollwert-Ernährung entsprechen:
Obst – Milchprodukte – Müsli – Vollkornkeks* – Müsliriegel* – Früchteschnitten* – Trockenfrüchte – Nüsse – Samen – Vollkornbrot mit Käse – einzelne Gemüse (Möhren, Radieschen, Kohlrabi, Tomaten, Gurke, Paprika etc.) –

* Diese Produkte sind nach den Vollwertkriterien gerade noch zu dulden, jedoch nicht unbedingt zu empfehlen

● und als Getränke

Mineralwasser – Obst- und Gemüsesäfte –
Früchte- und Kräutertee usw.

Natürlich will diese Aufzählung keinen Anspruch auf Vollständigkeit erheben, wie auch
insgesamt in diesem Ratgeber stets nur Beispiele und Anregungen gegeben werden. Jedoch gibt es über Vollwert-Ernährung viele
gute Bücher, auch Kochbücher, die es jedem
erleichtern, in diese Ernährungsform einzu-
steigen.

Im neunten Schritt haben wir einen kleinen
Vollwert-Check up für Sie zusammengestellt,
mit dem jeder überprüfen kann, ob er sich
vollwertig ernährt und wie er seine Ernährungsweise eventuell noch verbessern kann,
um für seine sportliche Leistung die optimale
Voraussetzung zu schaffen.

5. Schritt
Kleine Ernährungslehre für den Sportler

5.1 Nährstoffe

Nahrung enthält Nährstoffe

Obwohl in der Vollwert-Ernährung gern Ernährungsempfehlungen in Form von ganzen Lebensmittelgruppen (z. B. Obst, Gemüse, Vollkornerzeugnisse, Milchprodukte) gegeben werden und weniger eine Sortierung der Nahrungsmittel nach ihren Inhaltsstoffen (z. B. Eiweiß, Fett, Kohlenhydrate etc.) vorgenommen wird, kommen wir in einem Sporternährungsbuch nicht umhin, aufgrund der speziellen Anforderungen an die Ernährung bzw. Nährstoffzufuhr des Sportlers, kurz Bedeutung, Aufgaben und Vorkommen dieser Nährstoffe zu skizzieren.

45

Die Nahrungshaupt-
bestandteile

● Deshalb wollen wir Ihnen im folgenden einen Überblick über die Nahrungshaupt-bestandteile
– Eiweiß
– Fett
– Kohlenhydrate (Alkohol)
– Vitamine
– Mineralstoffe und Spurenelemente
– Ballaststoffe
– Wasser
geben. Auf die sekundären Inhaltsstoffe der Nahrung (s. S. 24) wird hier nicht näher einge-gangen, ohne dadurch ihre zweifellos vorhan-dene Bedeutung zu mindern. In einer vollwer-tigen Ernährung sind sie »zwangsläufig« als Begleitstoffe enthalten und tragen in bisher noch gar nicht ganz erfaßtem Ausmaß zur bestmöglichen körperlichen und geistigen Entwicklung und Leistungsfähigkeit bei.

Nährstoffe haben
spezielle Aufgaben

● Wir nehmen Lebensmittel zu uns – und verwerten die darin enthaltenen Nährstoffe. Sie dienen ganz spezifisch als Baustoffe, Energieträger bzw. Betriebsstoffe und Wirk-stoffe. Im Zuge des Verdauungs- und Stoff-

Ballaststoffe, Vitamine. Mineralien

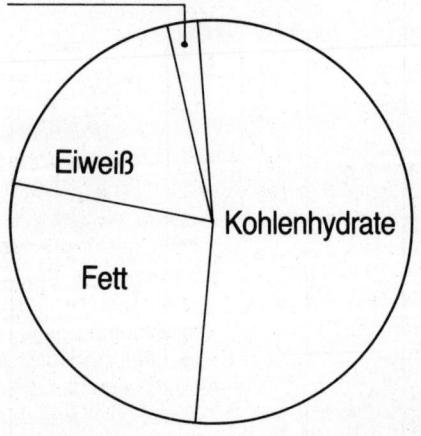

wechselgeschehens in unserem Körper »lösen« wir die Nährstoffe aus der aufgenommenen Nahrung heraus, zerkleinern und spalten sie physikalisch (Kauen) und chemisch (Verdauungsvorgang), nehmen sie aus dem Darm ins Blut auf (Resorption) und führen sie so im Körper ihrer Funktion zu. So werden z. B. aus Nahrungseiweiß die einzelnen Aminosäuren, aus Kohlenhydraten die Einfachzucker und aus Fett Glycerin und Fettsäuren »herausgelöst« und resorbiert (s. dazu die Erläuterungen der einzelnen Nährstoffe). Im weiteren Verlauf des Stoffwechsels werden aus diesen »Bruchstücken« wieder z. T. ähnliche, nun körpereigene Substanzen aufgebaut (z. B. Muskeleiweiß, Depotfett), teilweise werden sie herangezogen zum Aufbau völlig neuer Substanzen (z. B. Hormone, Enzyme) und z. T. dienen sie auch direkt zur sofortigen »Verbrennung«, der Energiegewinnung für Arbeit, Wärme etc.

Der Verdauungsvorgang setzt die Nährstoffe frei

● Viele dieser Nährstoffe sind für den Menschen essentiell, d. h. lebensnotwendig. Sie können in ihrer Funktion nicht durch andere Stoffe ersetzt werden, ihre unzureichende Zufuhr über die Nahrung löst Mangelerscheinungen, Krankheiten und langfristig sogar den Tod aus. Zu den essentiellen Nährstoffen zählen einige Aminosäuren (s. Eiweiß), gewisse Fettsäuren sowie die Vitamine und einige Mineralstoffe und Spurenelemente (s. dort).

Nährstoffe sind lebensnotwendig

● Unser Körper unterliegt einem ständigen Auf-, Ab- und Umbau im Zuge seines Stoffwechselgeschehens, ein komplizierter Mechanismus sorgt für die korrekte Steuerung und Regelung aller Lebensvorgänge und kontrolliert auch die »Entsorgung«, d. h. die Ausscheidung unnötiger und giftiger Stoffwechselendprodukte über Nieren und Darm. In dieses komplizierte Räderwerk, das unser Körper darstellt, greifen alle Nährstoffe an spezifi-

Optimale Leistung durch optimale Nährstoffzufuhr

schen Stellen ein und erfüllen ihre vielfältigen Aufgaben, die z. T. nicht von anderen Substanzen übernommen werden können. Dadurch wird klar, daß die ungenügende Zufuhr der Nährstoffe, oder ihre Aufnahme in ungünstigem Verhältnis zueinander, dieses »Räderwerk« empfindlich stören kann und die Leistungsfähigkeit des Organismus beeinträchtigt. Je höher die Anforderungen sind, die man an den Körper stellt (z. B. im Sport), desto besser muß auch die Versorgung, quasi als Grundvoraussetzung für die Funktionen, sein.

Notwendige Bestandteile der täglichen Nahrung

Eiweiß **Fett** **Kohlenhydrate**	**Energieträger** »Brennstoffe, Baustoffe«
Ballaststoffe **Wasser**	**Nicht-Energieträger** »Funktionsstoffe«
Vitamine **Mineralstoffe** **Spuren-** **elemente**	**Nicht-Energieträger** »Wirkstoffe«

5.2 Kohlenhydrate

Kohlenhydrate werden von Pflanzen – unter Energiezufuhr durch das Sonnenlicht – aus dem Kohlendioxid der Luft und Wasser aufgebaut (Photosynthese). Der menschliche und tierische Organismus ist in der Lage, in seinem Stoffwechsel die Kohlenhydrate wieder in ihre Bestandteile zu zerlegen und die gespeicherte Energie freizusetzen. So bilden die Kohlenhy-

Kohlenhydrate als Energiespender für den Sportler

drate die wichtigste Energiequelle für unseren Körper und haben dadurch natürlich eine ungeheure Bedeutung in der Ernährung des leistungsbewußten Sportlers. Kohlenhydrate bilden mengenmäßig den Hauptanteil in einer ausgewogenen Ernährung, mehr als die Hälfte des Tagesbedarfs an Energie, beim Ausdauersportler sogar noch beträchtlich mehr, sollte über Kohlenhydrate gedeckt werden. Hauptsächlich sind Kohlenhydrate in pflanzlichen Nahrungsmitteln enthalten. In tierischen kommen sie nur in geringer Menge vor, z. B. als Laktose (Milchzucker) in Milch und Milchprodukten und als Glycogen in Muskelfleisch, Leber etc.

Aufbau der Kohlenhydrate

● Nicht alle Kohlenhydrate sind (chemisch) gleich aufgebaut, lediglich die Grundbausteine sind gleich oder ähnlich, aus denen dann die Vielzahl unterschiedlicher Kohlenhydrate durch Kombination und »Aneinanderhängen« entstehen.

● Die **Grundbausteine der Kohlenhydrate** sind die sogenannten Einfachzucker (Monosaccharide), zu denen als wichtigste die Glucose (Traubenzucker) und die Fructose (Fruchtzucker) zählen.
Chemische Verbindungen von **Einfachzuckern** lassen **Mehrfachzucker** entstehen, die je nach Anzahl der zusammengesetzten Einfachzucker als
– Disaccharide (Zweifachzucker)
– Oligosaccharide (Mehrfachzucker)
– Polysaccharide (Vielfachzucker) bzw.
 »Komplexe Kohlenhydrate«
bezeichnet werden (s. Tab. 2, Seite 51).

Komplexe Kohlenhydrate setzen sich aus vielen einzelnen Zuckerbausteinen zusammen

● Natürlich ändern sich durch das Zusammenfügen der Grundbausteine auch die Eigenschaften der einzelnen Substanzen. Während Einfach- und Mehrfachzucker wirklich zuckerartig »süß« schmecken, verliert sich diese Geschmacksrichtung mit zunehmender Bausteinanzahl. Polysaccharide, worunter für die menschliche Ernährung als wichtigste die Stärke und Zellulose fallen, schmecken nicht mehr (auf Anhieb) süß. Jedoch kann jeder schnell ausprobieren, daß die Grundbausteine der Stärke »süße Zucker« sind: Kauen Sie einfach mal ein Stück Weißbrot lange und gründlich, und speicheln Sie es gut ein. Mit der Zeit wird ein süßer Geschmack spürbar, der durch die bereits im Mund eingeleitete Kohlenhydratverdauung entsteht, bei der aus dem Vielfachzucker »Stärke« einzelne süßschmekkende Einfach- oder Mehrfachzucker abgespalten werden.

● Das Polysaccharid »Zellulose« nimmt für den Menschen eine Sonderstellung ein: Wir können es nämlich nicht verdauen, verwerten, also nicht zur Energielieferung heranziehen. Unsere Verdauungsenzyme sind nicht in der Lage, die chemische Struktur der Zellulose, die anders ist als die der Stärke, zu »knacken«. Tiere, beispielsweise Kühe, sind dagegen zur Zelluloseverdauung in der Lage, sie können Gras, Stroh, ja sogar Papier zur Energiegewinnung heranziehen – wir nicht. Für den Menschen ist Zellulose unverdaulich, jedoch nicht unwichtig, sie erfüllt eine bedeutende, verdauungsfördernde Funktion als Ballaststoff.

● Für den menschlichen Organismus ist das bedeutendste Kohlenhydrat der Einfachzucker Glucose, der durch den Verdauungsprozeß aus den aufgenommenen unterschiedlichen Kohlenhydraten (außer Zellulose) freigesetzt wird. Aus dem Darm gelangt die Glucose ins Blut (Blutzucker) und wird so an den Ort des Bedarfs transportiert. Beispielsweise kann dies bei Beanspruchung der Muskeln sein, wo die Glucose direkt zur Energiegewinnung be-

Tab. 2: **Kohlenhydrate in Lebensmitteln**	
Monosaccharide (Einfachzucker)	Glucose (Traubenzucker) Fructose (Fruchtzucker) Galactose (Schleimzucker)
Disaccharide (Zweifachzucker)	Saccharose (Rohr-, Rübenzucker) Lactose (Milchzucker) Maltose (Malzzucker)
Oligosaccharide (Mehrfachzucker)	Zuckergemische Dextrine, Kohlenhydratabbauprodukte
Polysaccharide (Vielfachzucker) »Komplexe Kohlenhydrate«	Stärke (pflanzlich) Glycogen (tierisch) Zellulose ⎫ Ballaststoffe, Lignin ⎬ unverdaulich Pektin etc. ⎭

Glucose als Energiequelle

nötigt wird, oder sie wird vorübergehend in ihre Speicherform, das Glycogen, überführt (s. u.) oder ins Gehirn geleitet. Das Gehirn ist auf eine ausreichende Versorgung mit Glucose dringend angewiesen, da es nur durch diesen Stoff seine Betriebsenergie gewinnen kann – nicht durch Fett oder Eiweiß, wie es andere Körperzellen können.

Glycogen-Energiespeicher

● Glycogen, also die Speicherform der Glucose, ist die Zusammenfügung vieler Grundbausteine zu einem Polysaccharid, das auch »tierische Stärke« genannt wird. Glucose, in der Form des Glycogens, kann in der Muskulatur und der Leber gespeichert werden, wenn kein Bedarf zur direkten Verwertung besteht, und stellt so, allerdings nur in begrenztem Umfang, eine Kohlenhydratreserve dar (ca. 300–400 g). Diese Reserve kann kurzfristig mobilisiert werden, um bei Bedarf einerseits den Blutzuckerspiegel konstant zu halten und andererseits der Muskelzelle als unmittelbare Energiequelle zu dienen.

● Der Glycogenvorrat des Körpers ist für den Sportler ein leistungsbestimmender Faktor. Möglichkeiten, ihn zu optimieren, werden auf S. 95 genannt.

Kohlenhydratreiche Nahrungsmittel sind auch Träger von Vitaminen, Mineralstoffen, Ballaststoffen etc.

● Neben der bedeutendsten Aufgabe der Kohlenhydrate, der Energielieferung, soll nicht übersehen werden, daß die meisten kohlenhydrathaltigen Nahrungsmittel in ihrer ursprünglichen Form Träger weiterer wichtiger Bestandteile sind, wie z. B. von Vitaminen, Mineralstoffen, Spurenelementen, Ballaststoffen etc. Mit der »ursprünglichen Form« ist beispielsweise ein **volles Korn** gemeint, welches all die genannten Nährstoffe neben seinem Mehlkern enthält. Das reine ausgemahlene weiße Mehl ist dagegen frei von lebenswichtigen Begleitstoffen, also »nur noch« Kohlenhydrat.

Vollkornprodukte sind nährstoffreicher als Weißmehlerzeugnisse

● Daraus resultiert eine einfache, aber wertbestimmende Ernährungsgrundregel für die Art der aufgenommenen Nahrung: Getreide, Gemüse, Obst etc. sollten so viel wie möglich in ursprünglicher Form (oder so wenig bearbeitet wie möglich) aufgenommen werden. Reine, isolierte Kohlenhydrate (Mehl, Zucker, Stärke) stellen »leere« Energieträger dar, die unserem Körper mit nichts anderem dienen, während z. B. in den Randschichten eines Getreidekorns neben den o. g. Begleitstoffen auch noch wertvolles Eiweiß enthalten ist. Tab. 3, Seite 53, zeigt deutlich die Unterschiede im Nährwert zwischen Vollkorn(produkten) und dem reinen Weißmehl, dem vermahlenen Stärkekern des Korns.

Kohlenhydrate in Lebensmitteln

● Welche Kohlenhydratträger stehen unserem Körper nun zur Verfügung? Praktisch alle pflanzlichen Nahrungsmittel sind kohlenhydratreich, aber auch in Fleisch, Leber (in Form des Glycogens) und Milcherzeugnissen (in Form der Laktose = Milchzucker) sind unterschied-

Tab. 3: **Eiweiß-, Vitamin- und Mineralgehalt unterschiedlicher Mehl- und Reisarten (pro 100 g)**

	Vitamine					Mineralstoffe					Eiweiß
	B_1 mg	B_2 mg	Niacin mg	A µg	E mg	K mg	Ca mg	P mg	Mg mg	Fe mg	g
Reis poliert	0,06	0,03	1,3	0	0,4	103	6	120	30	0,6	7,0
Naturreis (unpoliert)	0,41	0,09	5,2	0	1,2	150	23	325	120	2,6	7,4
Roggenmehl											
Type 815 (helles Mehl)	0,18	0,09	0,6	0	0,5	170	20	135	26	2,1	7,5
Type 1800 (Vollkornmehl)	0,30	0,14	2,9	45	6,1	439	23	362	83	4,0	11,2
Weizenmehl											
Type 405 (Weißmehl)	0,06	0,03	0,4	15	0,4	108	15	91	47	1,1	10,6
Type 1700 (Vollkornmehl)	0,30	0,15	4,8	50	0,8	290	40	392	125	3,0	11,7

liche Kohlenhydratmengen enthalten. Tab. 4, Seite 54, gibt einen Überblick über den Kohlenhydratgehalt einiger wichtiger Lebensmittel.

Empfehlenswerte Kohlenhydratträger	Nicht empfehlenswerte Kohlenhydratträger
Obst	Zucker
Gemüse	zuckerhaltige Speisen und Getränke
Salat	
Vollkornprodukte (Brot, Müsli, Getreideflocken)	reine Stärke
Kartoffeln	feine Weißmehlprodukte (Brötchen, Weißbrot, Kuchen, Nudeln)
Reis, ungeschält	
Vollkornnudeln	polierter Reis

Tab. 4: **Kohlenhydratgehalt verschiedener Nahrungsmittel in g pro 100 g Lebensmittel**

Tierische Nahrungsmittel		
Magerquark	2	
Hartkäse	3	
Milch (im Durchschnitt)	5	
Joghurt	5	
Kondensmilch, ungez.	10	
Magermilchpulver	52	
Eier	1	
Fleisch	1	
Leber	6	

Brötchen	58
Zwieback	71
Knäckebrot	77
Gemüse (im Durchschnitt)	7
Kartoffeln	17
Hülsenfrüchte	57
(Bohnen, Erbsen, Linsen)	
Obst (im Durchschnitt)	11
Weintrauben	16
Bananen	21
Trockenobst	60

Pflanzliche Nahrungsmittel

Haferflocken	66
Teigwaren	72
Mehl	74
Grieß	75
Reis	79
Corn-flakes	83
Vollkornbrot	46
Mischbrot	52

Obstsäfte (im Durchschnitt)	11
Süßmost (im Durchschnitt)	22
Eiscreme (im Durchschnitt)	25
Vollmilchschokolade	55
Marmelade	66
Pralinen	70
Honig	81
Bonbons	94
Zucker	100

● Der Energiegehalt der Kohlenhydrate beträgt 4,1 kcal bzw. 17 kJ pro Gramm, genausoviel wie im Eiweiß. Der Bedarf, vor allem für den Ausdauersportler, ist sehr groß, mindestens 60% seiner gesamten Energiezufuhr sollte er über Kohlenhydrate decken, doch mehr darüber erfahren Sie auf S. 92.

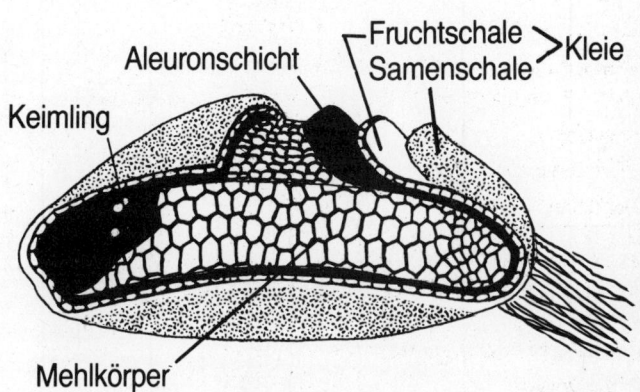

Aufbau eines Weizenkornes. Den höchsten Gehalt an Vitaminen, Mineralstoffen und Spurenelementen haben Keimling, Aleuronschicht und Fruchtschale. Diese Schichten werden beim Mahlvorgang entfernt. Übrig bleibt nur das Mehl aus dem Mehlkörper.

5.3 *Fette*

Unter den Begriff »Fett« fällt eine Vielzahl von Verbindungen, die chemisch aus **Glycerin** und verschiedenen **Fettsäuren** zusammengesetzt sind. Durch unterschiedliche Fettsäuren entstehen unterschiedliche Fette (Butter, Margarine, Öl, Speck, Talg, Schmalz). Die Art der Fettsäuren ist z. B. verantwortlich für die

Konsistenz eines Fettes, also dafür, ob es flüssig oder fest, hart oder weich ist. Feste Fette (Talg, Speck) enthalten vorwiegend langkettige, chemisch »gesättigte« Fettsäuren, flüssige Fette (Öle) überwiegend kurzkettige, »ungesättigte« Fettsäuren.

Fettaufbau

● Stark vereinfacht kann man den Fettaufbau schematisch so darstellen:

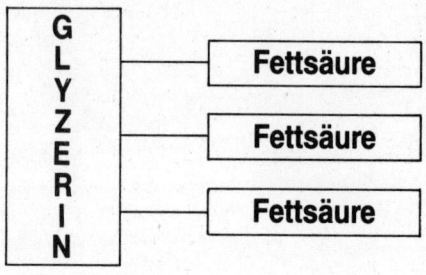

Unter den Fettsäuren gibt es einige, die vom menschlichen Körper nicht selbst gebildet werden können, aber unbedingt benötigt werden. Diese sogenannten **essentiellen** (= lebensnotwendigen) Fettsäuren, zu denen z. B. die *Linolsäure* zählt, müssen daher in bestimmter Menge regelmäßig mit der Nahrung aufgenommen werden. In einer vollwertigen, ausgewogenen Ernährung sind essentielle Fettsäuren, auch ohne besondere Anreicherung, in ausreichendem Maße vorhanden.

● Der Mensch benötigt ca. 3–4 g essentielle Fettsäuren pro Tag. Besonders konzentriert kommen diese in Ölen (v. a. Sonnenblumen-, Soja-, Baumwollsaat-, Maiskeim-, Distelöl) vor, aber auch in Samen, Nüssen und Körnern sind sie reichlich enthalten, ebenfalls in geringem Maße in Fleisch, Fisch, Milch und Milchprodukten. Essentielle Fettsäuren haben wichtige regulierende Aufgaben im Körper zu erfül-

*Essentielle Fettsäu-
ren sind lebens-
wichtig*

len, eine Unterversorgung führt zu einge-
schränkter Funktion des Organismus, was
nicht nur den auf volle Leistung ausgerichteten
Sportler beeinträchtigt. Allerdings führen wir
z. Z. in der Bundesrepublik Deutschland über
unsere Ernährung (laut Ernährungsbericht
1984) mit durchschnittlich etwa 13 g Linolsäure pro Tag weit mehr an essentiellen Fettsäuren zu als wir benötigen. Eine weitergehende
spezielle Zufuhr mit Diätölen o. ä. ist also nicht
nötig. Die Zufuhrempfehlung der Deutschen
Gesellschaft für Ernährung beziffert sich auf
etwa 10 g/Tag, worin jedoch ein großer Sicher-
heitsfaktor enthalten ist.

*Tierische und pflanz-
liche Fette*

● Nach ihrem Ursprung unterteilt man die
Fette in tierische und pflanzliche Fette.
Tierisches Fett ist z. B. enthalten in
– Fleisch, Wurst, Speck, Schinken
– Fisch, Tran
– Butter
– Milch, Milcherzeugnissen
– Eiern,
pflanzlichesFett in
– Ölfrüchten (Sonnenblumen, Oliven, Raps
  etc.)
– Getreidekörnern und -keimen (Mais, Wei-
  zen etc.)
– Öl, Margarine
– Sojabohnen
– Nüssen, Samen etc.

Nahrungsmittel tierischen Ursprungs enthalten im Fettanteil oft einen erheblichen Gehalt
an **Cholesterin,** das von Menschen mit krank-
haft erhöhtem Blutcholesterinspiegel aus gesundheitlichen Gründen (Arteriosklerosege-
fahr) nicht in zu großer Menge aufgenommen
werden sollte. Die Fettversorgung sollte über
tierische **und** pflanzliche Nahrungsmittel erfolgen, was nach den Prinzipien der Vollwerternährung ohne weiteres möglich ist.

*Versteckte und
sichtbare Fette*

● Das gesamte Nahrungsfett läßt sich auf-
schlüsseln in sichtbares und verstecktes Fett.

Erscheinungsformen sichtbaren Fettes:

Butter ⎤
Margarine ⎦ Streichfett
Öl
Kochfett
Bratfett
Speck
Fettrand am Schinken oder Fleisch

*Nahrungsmittel, die
sichtbare und ver-
steckte Fette ent-
halten*

**Nahrungsmittel mit hohem Anteil an ver-
stecktem Fett:**
– Fleisch (auch magerste Sorten haben 2%
Fett)
– Wurst, Schinken etc.
– Fisch
– Eier
– Milch, Milcherzeugnisse – v. a. auch Käse
– Mayonnaise, Salatdressings, Creme fraîche
– Nüsse (bis 62%!), Nußnougatcreme, Scho-
kolade
– Samen
– Avocado (bis 24%!)
Sichtbares Fett kann man »auf den ersten
Blick« als Fett erkennen, verstecktes jedoch
nicht (daher der Name), wodurch die Gefahr
einer übermäßigen Aufnahme groß ist. Leider
ist es eine alarmierende Tatsache, daß die
Fettaufnahme in der Bundesrepublik fast dop-
pelt so hoch liegt, wie empfohlen wird! Täglich
werden im Durchschnitt etwa 130 g Fett verzehrt, obwohl vom ernährungsphysiologischen Standpunkt aus etwa 70–75 g für die
Normalbevölkerung sinnvoll wäre.

*Im allgemeinen ist
die Fettzufuhr bei
uns zu hoch*

● Besonders der Ausdauersportler sollte mit
seinem Fettverzehr vorsichtig sein. Mehr als
knapp 30% seiner Gesamtenergiezufuhr sollten nicht über Fett gedeckt werden, wobei die
sichtbaren Fette davon nur etwa 1/3 ausma-

chen sollten, ⅔ versteckte Fette schleichen sich »ganz von selbst« ein.

Die Hälfte des Tages-Gesamt-energiebedarfs wird allein über die Fette in der herkömmlichen Ernährung abgedeckt

● Der Energiegehalt von Fett ist sehr hoch. Er ist mit 9,3 kcal (38 kJ) pro Gramm deutlich höher als der Kaloriengehalt von Eiweiß und Kohlenhydraten (je 4,1 kcal = 17 kJ/g). Der überhöhte Fettverbrauch in den westlichen Industrieländern von etwa 130 g/Tag bedeutet, daß im Mittel täglich ca. 1200 kcal allein nur über Fett aufgenommen werden. Das entspricht etwa der Hälfte der wünschenswerten Tages-Gesamtenergiezufuhr eines sportlich wenig aktiven Menschen! Da zusätzlich natürlich noch reichlich Kohlenhydrate und Eiweiß aufgenommen werden, vermag der hohe Anteil übergewichtiger Menschen in der westlichen zivilisierten Welt nicht zu verwundern, zumal – doppelt schlimm – in der Regel Überernährung und Bewegungsmangel miteinander »gekoppelt« sind.

Aufgaben des Fettes im Körper

● Eine der wichtigsten Aufgaben des Fettes in unserem Körper beruht auf seinem hohen Energiegehalt. Fette sind konzentrierte Energielieferanten (9,3 kcal = 38 kJ pro Gramm) und werden daher besonders zur Energiegewinnung genutzt. Des weiteren braucht unser Körper Fett, weil mit ihm lebensnotwendige Substanzen zugeführt werden: Es handelt sich dabei um die bereits erwähnten essentiellen Fettsäuren und um die fettlöslichen Vitamine (s. S. 76). Diese fettlöslichen Vitamine A, D, E und K können vom Körper nur aufgenommen werden, wenn gleichzeitig Fett in der Nahrung enthalten ist. Ohne Fett werden sie im Darm nicht resorbiert, sondern wieder ausgeschieden (ungenutzt). Jedoch kommen diese fettlöslichen Vitamine in der Regel in fetthaltigen Nahrungmitteln vor, so daß bei gemischter Kost die Zufuhr gesichert ist.

Manche Vitamine können nur in Verbindung mit Fett resorbiert werden

*Körperfett als Ener-
giespeicher*

● In der Entwicklungsgeschichte des Menschen wechseln immer wieder Zeiten des Nahrungsüberschusses mit solchen des Nahrungsmangels ab. Daher ist es eine lebenswichtige Fähigkeit des Körpers, in guten Zeiten Energiereserven in Form von Körperfett zu speichern, um in schlechten Zeiten davon zehren zu können. Diese Energiereserven in Form von Depotfett anzulegen, ist für den Organismus am »sinnvollsten«, da Fett ja die höchste Energiedichte aufweist. Fett ist somit die rationellste, weil »platzsparendste« Form, überschüssige Nahrungsenergie zu speichern. Daher wird im Körper jedes Übermaß an Eiweiß, Kohlenhydraten und natürlich Fett, welches nicht gleich energetisch genutzt wird, in körpereigenes Fett umgewandelt und als Depotfett im Unterhautfettgewebe eingelagert. Diese Energiereserven sind für den Übergewichtigen (übermäßige Ausprägung der Fettdepots durch Überernährung) natürlich lästig und ärgerlich. In normalem Ausmaß stellt das Depotfett jedoch, besonders für den Sportler, eine wichtige Energiequelle dar, die er bei Bedarf mobilisieren kann (s. S. 92). Auch für schlanke Menschen stellt also das Körperfett die bedeutendste Energiereserve (ca. 50 000 kcal) des Organismus dar.

1 kg Körperfett enthält ca. 7000 kcal

● Daneben haben Fette im Körper weitere wichtige Aufgaben zu erfüllen. Für die Zellmembranen dienen sie als Strukturelemente und als Organfett haben sie spezielle, z. T. schützende Funktion – man denke z. B. nur an den mechanischen Schutz der Nieren durch ihren »Fettmantel« (Boxer!). Auch das Unterhautfettgewebe dient dem Körper, neben seiner Funktion als Energiespeicher, als Schutz vor Auskühlung und Überhitzung von außen, zum Konstanthalten der Körpertemperatur, sowie als Polster gegen Stöße oder Schläge. Beteiligt sind Fette auch an biochemischen

*Andere Aufgaben
der Fette im Körper*

Vorgängen im Körper, bei der Hormonbildung und der Entstehung von Gallensäuren sowie vielem anderen mehr. Ein gesundes, leistungsfähiges Leben ist also ohne Fett auf Dauer gar nicht möglich. Jedoch sollte die Zufuhr über die Nahrung in Grenzen gehalten werden, um die Nachteile der Überernährung zu vermeiden. Zum Fettbedarf des Ausdauersportlers s. S. 95.

Fettgehalt einiger Nahrungsmittel (in %)	
Nüsse	62
Torte	45
Pommes frites	8
Eidotter	32
Mayonnaise	82
Rahmkäse	31
Speck	89
Schweinefleisch	37
Schinken	33
Mettwurst	51
Sahnequark	12
Schlagsahne	30

5.4 Eiweiß = Protein

Als Eiweiß, auch Protein genannt, bezeichnet man Stoffe, deren Grundbausteine **Aminosäuren** sind. Einige dieser Aminosäuren sind für den Menschen essentiell – lebensnotwendig –, er benötigt sie täglich, da er sie selbst nicht herstellen kann.

● Diese Aminosäuren müssen daher regelmäßig durch das Nahrungseiweiß zugeführt werden. Proteine sind etwa aus 20 verschiedenen Aminosäuren aufgebaut, von denen 8 – 10

Aminosäuren sind die Eiweiß-Grundbausteine

Proteinaufbau

Eiweiß ist unentbehrlich

für den Menschen essentiell sind (Tab. 5 Seite 63). Durch die Kombinationsmöglichkeiten der verschiedenen Aminosäuren, die in unterschiedlicher Menge und chemisch an verschiedenen Stellen im großen Proteinmolekül miteinander verknüpft sein können, gibt es praktisch eine unendliche Vielfalt von Eiweißen. Diese Vielfalt in der Zusammensetzung gilt sowohl für das Nahrungsprotein als auch für das daraus im menschlichen Organismus selbst produzierte, körpereigene Eiweiß. Die jeweilige Struktur bzw. Zusammensetzung ist abhängig von der Aufgabe des betreffenden Proteins im pflanzlichen oder tierischen Organismus.

● Eiweiß ist das eigentliche Baumaterial des lebenden Organismus. Die Muskeln, das Blut, die Organe bestehen, wenn man vom Wasseranteil absieht, in der Hauptsache aus Eiweiß. Proteine sind außerdem Bestandteile vieler wichtiger Regelstoffe (Hormone, Enzyme) und daher unentbehrlich für den Körper.
Da das Körpereiweiß einem ständigen Auf-, Um- und Abbau unterliegt und im Körper nur zu einem ganz geringen Teil gespeichert werden kann, ist eine ständige Zufuhr von außen durch die Nahrung notwendig. Die Menge hängt stark ab von den Anforderungen an den Organismus (z. B. Wachstum, Krafttraining) und der Qualität (= Aminosäurezusammensetzung) des Nahrungseiweiß. Der Bedarf des Leistungssportlers liegt beispielsweise höher als der einer Normalperson.

● Wie schwerwiegend sich ein Eiweißmangel auf Leistungsfähigkeit und Gesundheit auswirken kann, zeigte sich z. B. während der Mangeljahre der Kriegs- und Nachkriegszeit. Abfall geistiger und körperlicher Leistungsfähigkeit, Absinken der Widerstandsfähigkeit gegen Krankheiten, Muskelschwund, Wasseransammlungen im Gewebe und schließlich völli-

Tabelle 5: **Einteilung der Aminosäuren**		
Essentielle	Semiessentielle	Nichtessentielle
Isoleucin	Arginin	Alanin
Leucin	Histidin*)	Asparaginsäure
Lysin		Cystin
Methionin		Glutaminsäure
Phenylalanin		Glycin
Threonin		Hydroxyprolin
Tryptophan		Prolin
Valin		Serin
		Tyrosin

* Histidin ist für den Säugling essentiell (nach BÄSSLER/FEKL/LANG)

ge Entkräftung sind typische Zeichen eines schweren Eiweißmangels. Eine ausreichende Zufuhr an Eiweiß ist demnach für Gesundheit, Wohlbefinden und Leistungsfähigkeit von entscheidender Bedeutung, besonders natürlich für den Sportler, dessen Muskelbestand in großem Maße, natürlich neben dem Training, von seiner Proteinversorgung abhängt.

Protein für die Muskelbildung

Nahrungseiweiß

● Bei der Herkunft des Nahrungseiweißes unterscheiden wir zwischen
tierischem Eiweiß
aus Fleisch, Fleischwaren, Fisch, Eiern, Käse u. a. Milchprodukten etc. und
pflanzlichem Eiweiß
aus Getreideerzeugnissen, Kartoffeln, Gemüse, Hülsenfrüchten, Reis, Nüssen etc.

Diese Eiweißträger sind aufgrund ihrer unterschiedlichen Aminosäurezusammensetzung für unseren Körper von unterschiedlicher Bedeutung. Da tierisches Eiweiß hinsichtlich seiner Aminosäurestruktur dem in unserem Organismus daraus aufgebauten körpereigenen Eiweiß ähnlicher ist als ein Großteil des pflanzlichen Proteins, hat es für uns in der Regel eine höhere »Biologische Wertigkeit« (BW). Die BW gibt an, wieviel Gramm Körpereiweiß aus

100 g Nahrungseiweiß aufgebaut werden können. Je höher die Biologische Wertigkeit eines Proteins ist, desto weniger müssen wir davon aufnehmen, um unsere Eiweißversorgung zu sichern.

● Da, wie gesagt, tierisches Protein im Allgemeinen eine höhere BW hat als pflanzliches Eiweiß hat, lautete bis vor wenigen Jahren die Grundregel der Sporternährug Steak – Steak und nochmal Steak. Die Eiweißmast des Sportlers mit Fleisch ist inzwischen bis auf wenige Ausnahmesituationen (spezielles Krafttraining zum Muskelansatz) jedoch überholt, denn – ganz abgesehen vom unterschiedlichen Proteinbedarf bei den verschiedenen Sportarten (s. S. 95) und der Zufuhr z. T. wenig erwünschter Begleitstoffe bei übermäßiger Fleischzufuhr (Fett, Cholesterin, Purine, Hormone etc.), läßt sich biologisch hochwertiges Protein auch durch **Kombination** mehrerer pflanzlicher Eiweißträger bzw. pflanzlicher und tierischer Nahrungsmittel erzielen. Biologische Wertigkeit s. Tab. 6.

Fleisch ist zur Deckung des Eiweißbedarfs nicht unbedingt nötig

● Für den sich nach den Kriterien der Vollwert-Ernährung verpflegenden Ausdauersportler ist die Kombination von Getreide und Milchprodukten bzw. Eiern von großer Bedeutung. Fleisch und Fisch werden wahrscheinlich nicht regelmäßig (in großen Mengen) auf seinem Speisezettel stehen, demgegenüber jedoch reichlich Milch und Milchprodukte, Getreideerzeugnisse, Hülsenfrüchte, Kartoffeln, Nüsse und Gemüse. Durch geschickte Kombination dieser vollwertigen Nahrungsmittel kann er also eine höhere Biologische Wertigkeit **seines** Nahrungsproteins erreichen, als es ihm allein über Fleisch, Fisch oder Ei möglich ist. Durch Kombination wird biologisch nicht so hochwertiges Protein aufgewertet, der Effekt ist manchmal sogar überproportional.

Tabelle 6: Biologische Wertigkeiten verschiedener Eiweißarten und -gemische

Eiweiß aus:	BW
Vollei	100
Rindfleisch	92–96
Fisch	94
Milch	88
Edamer Käse	85
Soja	84
Roggen	76
Bohnen	72
Kartoffel	70
Linsen	60
Weizen	56
Mais	54
Bohnen (52%) und Mais (48%)	101
Milch (75%) und Weizen (25%)	105
Vollei (68%) und Weizen (32%)	118
Vollei (71%) und Milch (29%)	122
Vollei (35%) und Kartoffel (65%)	137

Kombination verschiedener Eiweißträger erhöht die Wertigkeit

Ein gutes praktisches Beispiel für durch Kombination aufgewertetes Nahrungsprotein liefert z. B. Müsli: Milch bzw. Joghurt plus kernige Haferflocken bilden eine hervorragende fettarme und noch dazu preiswerte Eiweißquelle, die in der Ernährung des bewußten Sportlers nicht fehlen sollte. Durch geschicktes Kombinieren kann ohne Leistungseinbuße auch gänzlich auf Fleisch, Wurst oder Fisch verzichtet werden, ohne zuwenig Protein aufzunehmen. Milchprodukte liefern auch für den Sportler ausreichende Mengen an hochwertigem Eiweiß. Viele Hochleistungssportler, besonders im Ausdauersport, zählen zur Gruppe der (ovo)-lacto-Vegetarier (s. S. 119) und sind mit ihrer Ernährungsform optimal versorgt.

● Wer es nicht so extrem mag, der sollte

seinen Eiweißbedarf über ein Gemisch der auf S. 67 aufgelisteten pflanzlichen und tierischen Eiweißträger decken. Dabei ergänzen sich folgende Eiweißarten gut: z. B. Brot mit Fleisch, Milch, Fisch oder Käse, bzw. Kartoffeln mit Quark, Milch, Fleisch oder Eiern. In diesem Zusammenhang sei noch folgendes erwähnt: Den höchsten Eiweißgehalt bei tierischen Produkten haben immer die magersten Sorten. Ein hoher Fettanteil geht auf Kosten des Eiweißanteils. Der Sportler sollte daher die magersten Sorten Fleisch, Fisch, Milch, Käse, Quark etc. bevorzugen.

● Die Aufgaben der Proteine im Körper sind sehr vielfältig. Nachdem im Zuge des Verdauungsprozesses das Nahrungseiweiß in seine Aminosäuren zerlegt wurde und diese nach der Resorption nun dem Körper zur Verfügung stehen, baut er daraus seine eigenen, speziellen Proteine aufgabengerecht zusammen. So entstehen z. B. Enzyme und Hormone, die alle biologischen Prozesse im Organismus steuern, werden Transportproteine wie beispielsweise der rote Blutfarbstoff (Hämoglobin) gebildet, der für den Sauerstofftransport zuständig ist (ganz wichtig für den Sportler!), und dann werden natürlich Proteine zur Bildung von Muskeln (→ hoher Eiweißbedarf des Kraftsportlers!) und Schutzproteinen für Sehnen, Haut, Knorpel und Knochen benötigt. Nicht zuletzt besteht auch unser Abwehr- und Immunsystem aus Proteinen, ohne die praktisch ein »gesundes« Leben, eine funktionierende Infektionsabwehr, gar nicht möglich wäre.

● Regelrechte Speicher für Eiweiß, wie es sie beispielsweise für Fett und Kohlenhydrate gibt, liegen beim Menschen nicht vor. Nur kurzfristig läßt sich bei (momentaner) Unterversorgung eine kleine Reserve mobilisieren,

Eiweißgehalt (in g) im verzehrbaren Anteil einiger Lebensmittel pro 100 g:

Tierisches Eiweiß		Pflanzliches Eiweiß	
Rindfleisch		**Getreideerzeugnisse**	
Filet	19,2	Haferflocken	13,8
Blume, Rose	17,4	Nudeln (Eierteig)	13,0
Hochrippe	16,7	Weizenmehl, Type 405	10,6
Brust	16,0	Weizenmehl, Type 1700	11,7
Kalbfleisch		Roggenmehl, Type 815	8,0
Kotelett	21,1	Roggenmehl, Type 1800	11,2
Haxe	20,9	Knäckebrot	10,1
Bug (Schulter)	20,9	Brötchen	6,8
Filet	20,6	Pumpernickel	6,8
Brust	18,6	Roggenbrot	6,4
Schweinefleisch		Graubrot	6,0
Filet	18,6	**Salat – Gemüse**	
Kotelett	15,2	Rosenkohl	4,4
Bug (Blatt, Schulter)	14,0	Blumenkohl	2,5
Bauch	11,7	Spargel	1,9
Haxe	11,6	Weißkohl	1,4
Wurst		Kopfsalat	1,2
Schinken, gekocht	19,5	Zwiebeln	1,2
Schinken, roh	18,0	Rettich	1,0
Cervelatwurst	16,9		
Leberkäse	12,5	Linsen, getr.	23,5
Mortadella	12,4	Erbsen, reif	22,9
Mettwurst	11,9	Bohnen, weiß	21,3
Fisch		Sojabohnen	37,0
Rotbarsch	18,9		
Seelachs	18,0	Mandeln	18,0
Hering	17,3	Walnüsse	15,0
Kabeljau	17,3	Haselnüsse	14,0
Scholle	17,1		
Milch-Produkte		Reis, unpoliert	7,4
Speisequark, mager	17,0	Kartoffeln	2,0
Joghurt aus Trinkmilch	5,0		
fettarme Milch	4,0	Sonnenblumenkerne	27,0
entrahmte Milch	4,0		
Buttermilch	4,0		
Milch 3,5%	3,3		
Schlagsahne	2,0		

die jedoch (möglichst bald nach dem Training oder Wettkampf) zur Verhinderung von Leistungseinbußen und gesundheitlichen Störungen, umgehend wieder aufgefüllt werden muß durch eiweißreiche Nahrung. Ganz wichtig ist dies natürlich für den Sportler, der seinem Körper weit mehr abverlangt als andere Menschen. Aber keine Sorge, es gibt gut reagierende innere Schutz- bzw. Regelmechanismen, die in gewissen Grenzen davor schützen, daß zuviel körpereigenes Eiweiß abgebaut wird. Der Übergang vom katabolen (= abbauenden) Eiweißstoffwechsel auf andere Möglichkeiten der Versorgung werden auf S. 90 beschrieben.

● Auch Eiweiß zählt zu den energieliefernden Nährstoffen. Sein Energiegehalt ist genauso hoch wie der der Kohlenhydrate:
1 g Eiweiß liefert 4.1 kcal = 17 kJ.
Bitte beachten Sie, daß eine ausreichende Eiweißzufuhr zwar lebensnotwendig für den Körper ist. Ein »Zuviel« an Protein wird jedoch genau wie jeder andere Nährstoff in Fett umgewandelt und kann sich auch für den Sportler nachteilig auswirken:
Auch von zuviel eiweißreichen Nahrungsmitteln kann man dick werden!

● Zum Eiweißbedarf des Ausdauersportlers s. S. 95.

5.5 Ballaststoffe

Wie bereits bei der Darstellung der Kohlenhydrate erwähnt, handelt es sich bei den Ballaststoffen um **unverdauliche Nahrungsbestandteile** (z. B. Cellulose), die unseren Magen-Darm-Trakt passieren, ohne resorbiert zu werden – sie werden chemisch unverändert wieder ausgeschieden. Aus dieser Tatsache jedoch den Schluß zu ziehen, sie seien überflüssig, ist falsch. Auch Ballaststoffe erfüllen eine wichtige Aufgabe in unserem Körpergeschehen, sie sind für eine **geregelte »Verdauung«** ohne Verstopfung unentbehrlich.

● Ballaststoffe haben aufgrund ihrer chemischen Struktur die Eigenschaft, Wasser aufzunehmen, sie sind quellfähig. Auf ihrem Weg durch unseren Körper nehmen sie ein Mehrfaches ihres eigenen Gewichts an Wasser auf, vergrößern dadurch ihr Volumen und ihre Masse sowie das Gewicht des »Nahrungsbreis« im Magen-Darm-Trakt erheblich und bewirken so durch mechanischen Druck auf die Darminnenwand eine beschleunigte Passage des Speisebreis durch den Darm. Sie wirken so verdauungsfördernd und helfen, unliebsame Stuhlverstopfung zu verhindern bzw. zu beseitigen.

● Neben der Anregung der Verdauungstätigkeit binden Ballaststoffe im Darm aber auch z. B. Gallensäuren (Cholesterinvorstufen), giftige Substanzen etc. und transportieren sie mit dem Stuhl ab. Damit helfen sie, den Cholesterinspiegel normal zu halten, verhindern schädigende Einflüsse von Giften auf die Darmwand und tragen dazu bei, den Darm vor vielen Krankheiten (Divertikulitis, Hämorrhoiden, Krebs, chronischer Verstopfung u. a.) zu bewahren. Viele Schädigungen und Zivilisationskrankheiten werden durch eine zu geringe Ballaststoffaufnahme begünstigt und stehen so in ursächlichem Zusammenhang mit den sich seit über 100 Jahren geänderten Ernährungsgewohnheiten: Es wird immer mehr »verfeinerte« Nahrung gegessen, anstatt naturbelassener, ballaststoffreicher Produkte (Weißmehl statt Vollkornerzeugnisse, Fleisch etc. statt Gemüse, weniger Kartoffeln usw.).

● Bei einer Vollwert-Ernährung kann im Grunde kein Ballaststoffmangel auftreten. Der tägliche Genuß von Vollkorngetreide, Rohkost, Obst, Salat und Gemüse ist mit einer reichlichen Ballaststoffzufuhr gekoppelt, so daß eine geregelte Verdauungstätigkeit automatisch gesichert ist. Wenn Sie Ihre Ernährung erst langsam auf Vollwertkost umstellen, dann kann es vorkommen, daß in der ersten Zeit, u. a. durch die gesteigerte Ballaststoffzufuhr, Blähungen auftreten. Diese werden sich aber schnell wieder normalisieren.

● Ballaststoffreiche Nahrungsmittel sind in der Regel pflanzlichen Ursprungs (Fasern und Gerüstsubstanz). Je weniger ein Nahrungsmittel be- oder verarbeitet ist, desto höher ist sein Ballaststoffanteil. Geschältes und gekochtes Obst beispielsweise hat einen wesentlich geringeren Ballaststoffanteil als frisches, ungeschältes – ganz abgesehen von dem ebenfalls beträchtlich höheren Vitamin- und Mineralstoffgehalt der unbehandelten Frucht. Auch Vollkorngetreideprodukte, bei denen die ballaststoffreichen Randschichten (Kleie) mit vermahlen sind, liefern beträchtlich mehr Ballaststoff (und Vitamine, Mineralstoffe, Eiweiß) als Weißmehlprodukte, für die nur der reine Stärkekern des Korns vermahlen wurde. Die Randschichten werden zur Tierfütterung abgezogen. Ähnliche Verhältnisse liegen vor bei Naturreis (brauner Reis), in dem wesentlich mehr wertvolle Randschichten erhalten bleiben, als das beim geschälten, polierten weißen Reis der Fall ist. Bei Vollkornnudeln wird Vollkornmehl verwendet. Sie sind dadurch für die menschliche Ernährung auch wertvoller als weiße Teigwaren. Tab. 7 a zeigt den Ballaststoffanteil einiger wichtiger Nahrungsmittel. Es wird daraus deutlich, daß die Vollwert-Ernährung für den Sportler auch unter diesem Aspekt äußerst empfehlenswert ist.

Tab. 7 a: **Ballaststoffgehalt einzelner Nahrungsmittel**	
Ballaststoffgehalt	**Nahrungsmittel** (100 g)
über 50 g	Weizenkleie
bis zu 4 g	weiße Bohnen, Haselnüsse, Brombeeren
bis zu 3 g	ganzes Roggenkorn, ganzes Weizenkorn, Schwarzwurzel, Paprikaschote, Sojamehl, Schnittlauch
bis zu 2 g	Haferflocken, Vollkornbrot, Knäckebrot, Pumpernickel, Kohlrabi, Porree, Rotkohl, Grüne Bohnen, Sauerkraut, Erdbeeren, Birnen
bis zu 1 g	Reis, Teigwaren, Weißbrot, Kartoffeln, Blumenkohl, Kopfsalat, Tomaten, Gurken, Champignons, Äpfel, Kirschen, Pflaumen, Apfelsinen, Bananen

5.6 Mineralstoffe und Spurenelemente

Mineralstoffe und Spurenelemente sind lebensnotwendig

Mineralstoffe und Spurenelemente sind anorganische Substanzen, die an fast allen Lebensvorgängen in unserem Körper entscheidend teilhaben. Da wir sie nicht selbst produzieren können, sie aber lebensnotwendig (essentiell) für uns sind, müssen wir sie genau wie die Vitamine mit der Nahrung aufnehmen. Eine regelmäßige Zufuhr ist wichtig, da sie in Erfüllung ihrer Funktion über Schweiß, Urin und Kot ständig verlorengehen. Für den Sportler sind sie vor allem wegen ihrer leistungsbestimmenden Funktion im gesamten Stoffwechselgeschehen bei hoher Verlustrate über den Schweiß von entscheidender Bedeutung.

● Alle Funktionen und die gesamte Bedeutung der Mineralstoffe und Spurenelemente sind noch nicht bekannt. Ganz sicher sind sie jedoch an der Aufrechterhaltung des Wasser-

Tab. 8: Aufgaben, Vorkommen, Mangelerscheinungen und Bedarf ausgewählter Mineralstoffe und Spurenelemente

Bezeichnung	Aufgaben, Mitwirkung u. a. bei:	Mangelerscheinungen u. a.:	Vorkommen in Lebensmitteln, u. a. in:	tägl. Bedarf des Ausdauersportl.
Natrium (Na)	Aufrechterhaltung des osmotischen Drucks, Enzymaktivierung; Natriumchlorid = Kochsalz	gestörter Wasserhaushalt, Dehydration, Muskelkrämpfe, Muskel- und Nervenfunktionsstörungen	Kochsalz, Räucherwaren, gesalzenen Produkten, Käse, Brot, Wurst, Konserven, Fertiggerichten	je nach Trainingsumfang und Schweißverlust
Chlor (Cl)	als Natriumchlorid Regelung des Wasserhaushalts; Magensalzsäurebildung	wie Natrium; Säuredefizit im Magen → Verdauungsstörungen	Kochsalz, Räucherwaren, gesalzenen Produkten, Käse, Brot, Wurst, Konserven, Fertiggerichten	5–20 g als Kochsalz (NaCl)
Kalium (K)	Beteiligt an Flüssigkeitshaushalt, Muskelkontraktion, Nervenerregungsübertragung, Enzymaktivierung, Energiefreisetzung	Herzrhythmusstörungen, Muskelkrämpfe, -schwäche, Nieren- und Lungenversagen	Gemüse, Hülsenfrüchten, Salat, Obst, Pilzen, Weizenkeimen, Nüssen, Bananen, Trockenfrüchten	3–6 g
Calcium (Ca)	Knochen- und Zahnbaustein, Nervenerregung, Muskelkontraktion; Blutgerinnung; Enzymaktivierung; Zusammenspiel mit Phosphor, Vitamin D und B_{12}	Knochenwachstumsstörungen, Rachitis, Demineralisierung von Knochen, Knochenbrüchigkeit, Osteoporose, Muskellähmung, spontane Blutungen	Milch, -produkten, Käse, Nüssen, Hülsenfrüchten, Gemüse	1–2,5 g

Phosphor (P)	Knochen- und Zahnbaustein; Energiegewinnung und -übertragung; Bestandteil der Nukleinsäuren, Zellmembranen und von Enzymen; Säure-Basen-Haushalt	Knochenstoffwechselstörungen, Schwäche, Gliederschmerzen, Müdigkeit	Milch, -produkten, Vollkorn, Weizenkeimen, Nüssen, Fisch, Fleisch, Leber	1–2,5 g
Magnesium (Mg)	Knochenwachstum und -aufbau, Enzymaktivierung, Nervenimpulsleitung, Energiestoffwechsel, Eiweißaufbau, Kälteanpassung	Muskelschwäche, Krämpfe, Herzrhythmusstörungen, Zittern, Schlaflosigkeit	grünen Pflanzen, Hülsenfrüchten, Nüssen, Gemüse, Salat, Milch, Hefe	400–600 mg
Eisen (Fe)	Aufbau des Blutfarbstoffes (Hämoglobin) und des Muskelfarbstoffes (Myoglobin); Sauerstofftransport; Enzymbestandteil	Anämie, Blässe, Müdigkeit, Kurzatmigkeit, Schwäche, Sauerstoffmangel	Leber, Fleisch, Weizenkeimen, Vollkorn, grünem Gemüse, Pilzen	18–30 mg
Jod (J)	Bestandteil der Schilddrüsenhormone, Stoffwechselregulation, geschlechtliche Reproduktion	Kropf, Schilddrüsenhormonmangel, bei Säuglingen → zurückgebliebenes Wachstum, Schwachsinn	Seefisch, Meerestieren, Leber, jodiertem Speisesalz, Milch	150–400 µg
Fluor (F)	Zahnfestigkeit, Kariesschutz, Enzymhemmung	Karies	Fisch, Muscheln, Fleisch, Nüssen, Gemüse, Pilzen, Eiern	ca. 1 mg

haushalts im Körper entscheidend beteiligt. Da sie in den Körperflüssigkeiten gelöst vorkommen und elektrisch geladen sind, nennt man sie auch Elektrolyte. Als weitere wichtige Aufgabe dieser Stoffe ist ihre Mitwirkung bei Enzymreaktionen im Stoffwechsel anzusehen. Sie sind unerläßlich für die Muskelfunktion, indem sie die Muskelerregbarkeit steuern, für die Nervenfunktion und die Hirnfunktion, und nicht zuletzt dienen sie als Knochen- und Skelettbausteine der Stützfunktion unseres Körpers.

● Nach ihrem täglichen mengenmäßigen Bedarf für den Menschen unterteilt man in
– Mineralstoffe (Bedarf über 100 mg) und
– Spurenelemente (Bedarf unter 100 mg).
Zu den Mineralstoffen zählen
– Calcium, Phosphor, Natrium, Chlor, Kalium, Magnesium und Schwefel.
Zu den Spurenelementen zählen
– Eisen, Jod, Kupfer, Kobalt, Mangan, Molybdän, Zink, Chrom, Fluor, Nickel, Selen u. v. a.

● Bei ungenügender Zufuhr dieser Mineralstoffe und Spurenelemente über Nahrung und Wasser treten Mangelerscheinungen und krankhafte Zustände ein. Eine Unterversorgung kann auch entstehen bei Durchfall, Erbrechen und übermäßigem Schweißverlust.

Vollwert-Ernährung sichert die Versorgung

Grundlage für eine ausreichende Mineralstoff- und Spurenelementversorgung bildet in jedem Fall eine vollwertige Ernährung. Elektrolytgetränke sollten nur in Ausnahmefällen das Mittel der Wahl sein (s. S. 101).
In Tab. 8 haben wir die wichtigsten Mineralstoffe und Spurenelemente, ihr Vorkommen in Lebensmitteln, ihre Funktion und ihre Mangelerscheinungen zusammengestellt. Für Interessenten an ausführlicherer Information verweisen wir auf unseren »Vitamin- und Mineral-

stoffratgeber für Ausdauersportler«, der in derselben Buchreihe erschienen ist.

● Zum Mineralstoff- und Spurenelementbedarf des Ausdauersportlers s. S. 78–81.

5.7 Vitamine

Vitamine sind lebensnotwendig

Vitamine sind organische Substanzen, die der menschliche Körper unabdingbar benötigt, aber nicht selbst produzieren kann. Eine Zufuhr der Vitamine über die Nahrung ist deshalb nötig. Vitamine zählen für den Menschen zu den lebensnotwendigen (= essentiellen) Nahrungsbestandteilen.

Aufgaben der Vitamine

● Vitamine füllen unterschiedliche Funktionen aus. Sie unterstützen die Verstoffwechselung der Nährstoffe, haben Anteil am Aufbau körpereigener Stoffe wie Hormone, Blutzellen, Enzyme etc. und wirken bei der Energiegewinnung als Hilfssubstrat (= Coenzyme) mit. Bei diesen Vorgängen werden die Vitamine verbraucht und müssen daher regelmäßig ersetzt werden.

Vitamine müssen richtig dosiert werden

Vitamine selbst haben keinen nennenswerten Energie-(=Kalorien-)Gehalt aufgrund ihrer nur geringen Zufuhrmengen (μg, mg), sie sind dadurch also für die Energieversorgung unbedeutend. Wenn jedoch ein oder mehrere Vitamine in der Nahrung fehlen, kommt es zu ganz speziellen Mangelerscheinungen und Krankheiten. Aber auch ein Zuviel von einzelnen Vitaminen (A und D) ist schädlich, es können dadurch Vergiftungserscheinungen auftreten. Andere Vitamine, die im Übermaß aufgenommen werden, werden in der Regel über die Nieren im Urin wieder ausgeschieden.

Tab. 9: **Einteilung der Vitamine nach ihrem Löslichkeits-verhalten**	
fettlösliche Vitamine	wasserlösliche Vitamine
Vitamin A (Retinol) Vitamin D (Calciferol) Vitamin E (Tocopherol) Vitamin K (Phyllochinon)	Vitamin C (Ascorbinsäure) Vitamin B_1 (Thiamin) Vitamin B_2 (Riboflavin) Vitamin B_6 (Pyridoxal) Vitamin B_{12} (Cobalamin) ⎬ B-Komplex Niacin Pantothensäure Biotin Folsäure

● Nach ihrem physikalisch-chemischen Lösungsverhalten teilt man die Vitamine in fettlösliche und wasserlösliche ein:
– fettlösliche Vitamine: A, D, E und K
– wasserlösliche Vitamine: C, B_1, B_2, B_6, B_{12}, Niacin, Pantothensäure, Biotin und Folsäure.

Vitaminspeicherung

● Unser Körper ist in unterschiedlichem Maße in der Lage, Vitamine zu speichern. Fettlösliche Vitamine kann er in begrenztem Umfang bei einem Überangebot mit der Nahrung in der Leber und dem Fettgewebe speichern. Diese Vorratshaltung bringt den Vorteil, daß auch bei nicht vollwertiger Ernährung einige Zeit die Versorgung mit fettlöslichen Vitaminen aus dem eigenen Depot noch gesichert ist. Andererseits kann es so aber zu starken und giftig wirkenden Ansammlungen von Vitaminen A und D führen. Jedoch mag es beruhigen, daß eine solche Übervorsorgung mit den Vitaminen A und D über die Ernährung fast nicht möglich ist, es sei denn, Sie trinken z. B. große Mengen Lebertran. Eine Gefahr besteht eigentlich nur durch zu hohe, künstlich zugeführte Vitamindosen über Tabletten o. ä.

Vitamin-»Vergif-tung« durch Tabletten etc.

● Wasserlösliche Vitamine kann unser Körper nicht speichern. Auf diese sind wir täglich durch eine vollwertige Ernährung angewiesen – besonders der Sportler, der aufgrund seiner größeren körperlichen Leistung mehr Vitamine verbraucht als Nichtsportler und zusätzlich über den Schweiß auch wasserlösliche Vitamine in nicht unbeträchtlichem Umfang verliert. Zuviel aufgenommene wasserlösliche Vitamine werden über den Urin und Schweiß wieder ausgeschieden.

Sportler brauchen mehr Vitamine

Ein Wort noch zur Aufnahmefähigkeit unseres Körpers für Vitamine: wasserlösliche Vitamine werden vom gesunden Organismus jederzeit aus dem Darm resorbiert, fettlösliche Vitamine jedoch nur in Gegenwart von Nahrungsfett. Das bedeutet, daß schon aus diesem Grund immer etwas Fett in der Nahrung enthalten sein muß.

Vitamine sind empfindlich

● Vitamine sind sehr »sensible« Nahrungsbestandteile, bei der Zubereitung von Speisen können sie leicht herausgelöst oder zerstört werden und somit für unsere Versorgung verlorengehen. Da aber gerade der Sportler einen erhöhten Vitaminbedarf hat, ist es für ihn besonders wichtig, über die Nahrung genügend Vitamine aufzunehmen. Zubereitungsverluste durch Unwissenheit kann er sich eigentlich nicht leisten, wenn er nicht zu künstlichen Präparaten greifen will. Aus diesem Grund haben wir in Schritt 3 eine Zusammenstellung all der Maßnahmen vorgenommen, die für die Schonung von Vitaminen (und auch Mineralstoffen) bei der Lagerung und Zubereitung von Mahlzeiten nötig ist. Unter Beachtung dieser Hinweise und mit gezielter Auswahl vitaminreicher Nahrungsmittel können Sie auch Ihren erhöhten Vitaminbedarf als Sportler decken.

Tips zur Vitaminschonung

● Wer sich gern ganz ausführlich über Vitamine und Mineralstoffe in der Ernährung des

Tab. 10: **Aufgaben, Vorkommen, Mangelerscheinungen und Bedarf von Vitaminen**

Bezeichnung	Aufgaben, Mitwirkung u. a. bei:	Mangelerscheinungen u. a.:	Vorkommen in Lebensmitteln, u. a. in:	tägl. Bedarf des Ausdauersportl.
Vitamin A (= Retinol) bzw. Carotin (als Vorstufe)	Sehvorgang, Dunkelsehen, Funktion von Haut und Haaren, Knochenwachstum, Eiweißstoffwechsel, Fortpflanzungstätigkeit	Nachtblindheit, Hautdefekte, gestörtes Knochen- und Zahnwachstum, Augentrockenheit, Infektionsanfälligkeit	Leber, Lebertran, Hering, Eigelb, Käse, Butter, Milchprodukten, Möhren, Spinat, Grünkohl, Broccoli, Feldsalat, Tomaten, (Trocken-)Aprikosen	1,0–3,0 mg
Vitamin D (= Calciferol)	Calcium- und Phosphorstoffwechsel, Knochen- und Zahnentwicklung	Rachitis, gestörtes Knochen- und Zahnwachstum, Entmineralisierung der Knochen, Knochenbrüchigkeit, Muskelkrämpfe	Lebertran, Hering, Lachs, Leber, Kalbfleisch, Eigelb, Butter, Pilzen	2,5–5,0 µg
Vitamin E (= Tocopherol)	Bildung von roten Blutzellen und Muskelzellen, Oxidationsschutz ungesättigter Fettsäuren etc.; Unterstützung der Sauerstoffverwertung in den Zellen	beim Menschen nicht eindeutig nachgewiesen; Beeinträchtigung möglicherweise der Zellfunktionen, der Sauerstoffnutzung, Muskeltätigkeiten, Fortpflanzung (bei Tieren)	naturbelassenen Pflanzenölen, Weizenkeimen, Eigelb, Sojabohnen, Hülsenfrüchten, Mandeln, Vollkornhaferflocken, Vollkorngetreide, Samen	15–40 mg

Bezeichnung	Aufgaben, Mitwirkung u. a. bei:	Mangelerscheinungen u. a.:	Vorkommen in Lebensmitteln, u. a. in:	tägl. Bedarf des Ausdauersportl.
Vitamin K (= Phyllochinon)	Cofaktor bei Blutgerinnung; Energiegewinnung, Regulation des Knochenstoffwechsels	Blutungsneigung, Calciumabbau in Knochen	grünen Gemüsen und Pflanzenteilen, Tomaten, Blumenkohl, Schweineleber, Innereien von Geflügel	1,5–2 mg
Vitamin C (= Ascorbinsäure)	beteiligt bei Bildung von Kollagen und Hormonen, wichtig für gesundes Knochen- und Zahnwachstum, Oxidationsschutz für andere Vitamine, Verhinderung der Nitrosaminbildung, Unterstützung der Infektabwehr, Begünstigung der Eisenresorption	Skorbut, Zahnfleischbluten, Muskelschwund, gestörte Wundheilung, Infektionsanfälligkeit, Zahnausfall, Hautfunktionsstörungen, Reizbarkeit, Appetitverlust	Zitrusfrüchten, Kartoffeln, Paprika, schw. Johannisbeeren, Kiwi, Hagebutten, Petersilie	75–300 mg
Vitamin B$_1$ (= Thiamin)	Energiebereitstellung im Kohlenhydratstoffwechsel, Funktionsunterstützung des Nervensystems, wesentlicher Faktor im Muskelstoffwechsel	Nervenentzündungen, Herzschwäche, Muskelschwäche, -krämpfe, Milchsäureanreicherung, Beri-Beri	Vollkorngetreide und -produkten, Müsli, Keimen, Hülsenfrüchten, Soja, Hefe, Schweinefleisch, Innereien, Milch	1,5–8 mg

Tab. 10: **Aufgaben, Vorkommen, Mangelerscheinungen und Bedarf von Vitaminen**			
Bezeichnung	Aufgaben, Mitwirkung u. a. bei:	Mangelerscheinungen u. a.:	Vorkommen in Lebensmitteln, u. a. in:	tägl. Bedarf des Ausdauersportl.
Vitamin B$_2$ (= Riboflavin)	Energiebereitstellung aus Eiweiß, Kohlenhydraten, Fetten; Aufrechterhaltung der Zellmembranfunktion	Hautfunktionsstörungen, z. B. Risse an Nase, Lippen, Mundwinkel; Lichtempfindlichkeit	Getreidekeimen, Cornflakes, Hülsenfrüchten, Hefe, Gemüse, Leber, Herz, Geflügel, Makrele, Aal, Seelachs, Käse, Milchprodukten	1,7 – 4 mg
Vitamin B$_6$ (= Pyridoxal)	Coenzym im Eiweiß-, Fett-, Kohlenhydratstoffwechsel; Eiweißverwertung der Zelle; Bildung von roten Blutkörperchen und Antikörpern; Synthese von Nukleinsäuren	Hautfunktionsstörungen, glatte Zunge, Schläfrigkeit, Schwindel, Anämie, Nierensteine, Depression	Leber, Fleisch, Fisch, Hefe, Weizenkeimen, Eigelb, Vollkorngetreide und -reis, Käse, Gemüse, Obst, Avocado	1,8 – 4 mg
Vitamin B$_{12}$ (= Cobalamin)	Bildung roter Blutkörperchen, Nukleinsäuren und Eiweiß; Sauerstofftransport; Zellstoffwechsel	Perniziöse Anämie, Blässe, Gleichgewichtsstörungen, gefühllose Extremitäten, Muskelschwäche, Schwund der Magenschleimhaut	Leber, Innereien, Fisch, Fleisch, Vollmilch, Eiern	6 – 8 µg

Niacin	Beteiligt am Energie-, Fett-, Eiweiß- und Kohlenhydrat-stoffwechsel der Zelle	Hautfunktionsstörungen, Pellagra, Durchfall, geistige Verwirrung, Übererregbarkeit, glatte Zunge, geschwollene Mundschleimhaut	Leber, Geflügel, Fleisch, Fisch, Pilzen, Hefe, Erdnüssen, Vollkorngetreide, Vollreis, Trockenfrüchten, Spargel, Zuckermais	18–35 mg
Pantothen-säure	Bildung energiereicher Verbindungen im Stoffwechsel von Eiweiß, Fett und Kohlenhydraten; Hormon-, Cholesterin-, Fettsäurenbildung	Bauchkrämpfe, Erbrechen, Müdigkeit, Fingerkribbeln (unter experimentellen Bedingungen)	Leber, Fleisch, Fisch, Pilzen, Getreide, Gemüse, Obst	8–14 mg
Biotin	Aufbau von Fettsäuren; Neubildung von Glucose; Steuerung zentraler Stoffwechselprozesse; Energiefreisetzung aus Glucose	Appetitverlust, Schwindel, Erbrechen, Müdigkeit, Muskelschmerzen	Leber, Niere, Hefe, Sojamehl, Hülsenfrüchten, Vollkorngetreide, Nüssen, Eigelb	200–350 μg
Folsäure	Aufbau von Zell(kern)eiweiß, Bildung des roten Blutfarbstoffes, Förderung der Eisenresorption	krankhafte Vergrößerung der roten Blutkörperchen, Durchfall, glatte Zungenoberfläche, Entzündung der Mundschleimhaut, Störung des Knochenmarkwachstums, Schwangerschaftskomplikationen, Fehlgeburten	Leber, Hefe, Gemüse, Rote Bete, Hülsenfrüchten, Rotkohl, Spinat	200–500 μg

Ausdauersportlers informieren möchte, dem sei unser spezieller Ratgeber, erschienen 1986 im gleichen Verlag, empfohlen.

● Die Tab. 10 gibt einen Überblick über die einzelnen Vitamine, ihre Bedeutung, ihr Vorkommen in Nahrungsmitteln und mögliche Mangelerscheinungen bei zu geringer Aufnahme.

5.8 Wasser

Wasser ist für den lebenden Organismus der wichtigste Stoff überhaupt. Wochenlang kann der Mensch – wenn es sein muß oder soll (z. B. Nulldiät) – ohne feste Nahrung leben, ohne Wasser geht er jedoch bereits nach wenigen Tagen elend zugrunde durch innere Austrocknung (Dehydration) und Bluteindickung.

Ohne Wasser gäbe es kein Leben

● Die Bedeutung des Wassers für unseren Körper ist vielfältiger Art (s. S. 97). Obwohl Wasser keinen Energiegehalt hat, 1 g Wasser = 0 kcal), bildet es die Basis für alle Lebensfunktionen im Organismus. Die Aufrechterhaltung des optimalen Flüssigkeitshaushalts ist deshalb für den Menschen von lebenswichtiger Bedeutung. Besonders beachten muß dies gerade auch der Sportler, der durch seinen oft erheblichen Schweißverlust einen weit höheren Wasserbedarf hat als körperlich weniger aktive Menschen.

Sportler haben einen erhöhten Wasserbedarf

● Nähere Einzelheiten über den Wasserbedarf, die Aufgaben des Wassers im Körper, den damit eng gekoppelten Elektrolythaushalt sowie die bestmögliche Flüssigkeitszufuhr für den Sportler können Sie in Schritt 7 erfahren.

5.9 Alkohol

Alkohol – auch diesem Nährstoff wollen wir ein Wort gönnen. Alkohol ist ein bedeutender Energielieferant, nach Fett enthält er mit 7,1 kcal = 31 kJ pro Gramm die zweithöchste Energiemenge, mehr als Eiweiß und Kohlenhydrate. Er ist jedoch ein starkes Zellgift und muß deshalb in der Aufnahme stark begrenzt bleiben.

Alkohol ist ein starkes Zellgift

Tab. 11: **Kalorien- und Alkoholgehalte einiger handelsüblicher Biersorten**

Biersorte	Alkoholgehalt %	Kaloriengehalt pro Liter
Alkoholfreies Bier	0,25–0,5	250
Malzbier	0,38	500
Diabetikerbier	3,5	380
Pils	3,7	450
Vollbier hell	3,6	470
Export	4,1	485
Weißbier	4,15	490
Vollbiere dunkel	4,3	510
Starkbier, Bock	5,3	630
Doppelbock	5,5	710

Tab. 12: **Alkohol- und Energiegehalt alkoholhaltiger Getränke**

	Alkohol g/100 g	kcal pro 100 g
Nährbier	1,3	56
Vollbier	3,6	48
Rotwein, leicht	7,8	66
Weißwein, leicht	8,4	70
Sekt	8,9	84
Dessertwein	16,4	160
Klare Schnäpse 32 Vol. %	26,4	185
Klare Schnäpse 38 Vol. %	31,4	220
Weinbrand	33,1	243
Whisky	35,2	250

*Ein generelles Alkol-
verbot besteht nicht
für den Sportler*

● Generelles Alkoholverbot für den Sportler
muß nicht bestehen, jedoch sollte weder vor
noch kurzfristig nach der Belastung Alkohol
getrunken werden. Auch nicht zum Durstlö-
schen und schon gar keine »harten Sachen«!
Die Nachwirkungen eines »Katers« beim mor-
gendlichen Training oder gar Wettkampf sind
nicht nur leistungsmindernd, sondern können
für Tage den Wasser- bzw. Elektrolythaushalt
irritieren. Von persönlichen Höchstleistungen
ist man weit entfernt – somit verbietet sich also
übermäßiger Alkoholkonsum für den engagierten Sportler von selbst. In Tab. 11/12 ist für
einige Getränke der Alkoholgehalt angegeben.

● Übrigens: Der beim Wintersport recht be-
liebte »wärmende« Schluck aus der Flasche
wird schnell zum Bumerang: Trotz des anfäng-
lichen wohligen Wärmegefühls kühlt der Körper durch Alkohol schneller aus. Die oberfläch-
lichen Blutgefäße weiten sich und bewirken
eine verstärkte Wärmeabgabe nach außen, also genau das Gegenteil von dem, was be-
zweckt werden sollte.

6. Schritt
Was braucht der Ausdauer-sportler?

6.1 Energie
6.2 Energiebereitstellung
6.3 Optimale Nährstoff-zufuhr

6.1 Energie

In jeder Zelle jedes lebenden Organismus laufen ständig energieverbrauchende Prozesse ab, oder anders formuliert, jede Zelle benötigt ständig Energie, um die lebensnotwendigen chemischen Abläufe in den Zellen in Gang zu halten.

Die Pflanzen benötigen als Energiequelle das Sonnenlicht. Ohne Licht sterben sie. Der Mensch kann theoretisch ohne Licht leben. Er bezieht seine Energie aus den Pflanzen, indem er diese als Energieträger verzehrt oder Tiere bzw. tierische Produkte ißt, die ihrerseits Pflanzen als ihre Energiequelle gefressen haben.

Die durch die Körpervorgänge verbrauchte Energie muß wieder zugeführt werden

● Der tägliche Energiebedarf des Menschen – auch Energieumsatz genannt – wird zu einem geringen Teil zum Erhalten der Körperwärme benötigt, des weiteren zur Verdauung der Nahrungsmittel und zur Aufrechterhaltung des normalen Stoffwechsels. Ein großer Teil

85

des Energiebedarfs wird allerdings durch das Ausmaß der Muskeltätigkeit bestimmt.

Je höher die dem Körper abverlangte Leistung ist, desto mehr Energie benötigt er dazu. Die Energie wird als Maßeinheit in Kalorien (cal) oder Joule (J) angegeben, ähnlich wie eine Entfernung in Metern beziffert wird. Dabei entspricht physikalisch die Definition von 1 kcal (= 1000 cal) der Energiemenge, die nötig ist, um einen Liter Wasser von 14,5° auf 15,5 °C zu erwärmen. Seit einigen Jahren ist die »Kalorie« durch den Begriff »Joule« als offizielle Einheit abgelöst worden.

● Als Umrechnungsfaktor von Kalorie in Joule und umgekehrt gilt:

1 kcal = 4,184 kJ

1 kJ = 0,239 kcal

wobei 1 kcal bzw. 1 kJ jeweils 1000 cal bzw. 1000 J entsprechen.

Der »Grundumsatz« ist der »Leerlauf« der Körperfunktionen, d. h. ohne Energiezufuhr und Belastung

● Der Energiebedarf des Menschen setzt sich zusammen aus Grundumsatz und Leistungsumsatz. Als **Grundumsatz** bezeichnen wir den minimalen Energiebedarf, der notwendig ist, um im Liegen bei 20 °C Raumtemperatur ohne Nahrungsaufnahme die Körpertemperatur von 37 °C zu halten und die Herz-Kreislauf-Tätigkeit, die Atmung, den Stoffwechsel sowie die Gehirn- und die Nierentätigkeit aufrecht zu erhalten. Im Durchschnitt beträgt der Grundumsatz eines 70 kg schweren Mannes pro Tag 1 kcal pro kg Körpergewicht mal 24, d. h. 1 kcal × 70 × 24 = **1680 kcal**. Bei Frauen liegt der Grundumsatz um ca. 10% niedriger, da sie ein stärkeres Unterhautfettgewebe besitzen und somit weniger Wärme abstrahlen.

● Der **Leistungsumsatz** bezeichnet den zusätzlichen Energieverbrauch, der durch die körperliche Aktivität entsteht. Er hängt ab von

Leistungsumsatz ist der zusätzliche Energieverbrauch unter Belastung (körperlicher Aktivität)

Laufen:
5000-m-Lauf in 14 min 17 sec (21 km/h) = 1,2 kcal/m Weg
800-m-Lauf in 1 min 50 sec (26 km/h) = 2,5 kcal/m Weg
100-m-Lauf in 10,2 sec (35,3 km/h) = 8,8 kcal/m Weg

der Dauer, der Intensität und der Art der körperlichen Aktivität. Je mehr Muskelmasse für die jeweilige Aktivität eingesetzt werden muß, desto höher liegt der Energieaufwand.

Ein weiterer Faktor ist der sogenannte Wirkungsgrad, mit dem die Muskulatur zur Betätigung einer Leistung eingesetzt wird. So hat ein Schwimmer bei einer Geschwindigkeit von 4 km/Std. eine höhere energetische Belastung als ein Läufer, und der wiederum eine höhere Belastung als ein Radfahrer. Mit höherer Intensität nimmt der Energieumsatz nicht linear, sondern überproportional zu. So vervierfacht sich der Energieaufwand bei verdoppelter Laufgeschwindigkeit. Im Spitzensport gibt es bei Ruderern, Skilangläufern, Hochgebirgskletterern und Radrennfahrern Energieumsätze von bis zu 1600 kcal pro Stunde.

So wundert es nicht, daß z. B. bei Sechstage-Rennen manche Aktiven bis zu 10 000 kcal an Nahrung pro Tag benötigen, um die verbrauchte Energie wieder zuführen zu können. Prinzipiell gilt, daß durchtrainierte Sportler für die gleiche Leistung weniger Energie benötigen als schlecht trainierte. Dies hängt zum einen mit der verbesserten Koordination und Technik, zum anderen mit der ökonomisierten Herz- und Atemarbeit zusammen, so daß ein besserer Leistungsgrad der Muskeln erzielt wird.

● Aus dem oben Gesagten folgt ganz offensichtlich, daß Sportler ganz besonders großen Wert auf ihre Ernährung legen müssen, um ihren erhöhten Energiebedarf und auch den damit erhöhten Nährstoffbedarf abdecken zu können.

Es ist nicht einfach damit getan, die entsprechenden Mengen zu essen. Entscheidend für den Sportler ist vielmehr, was gegessen und getrunken wird.

Unsere Nahrung enthält die Energie und die

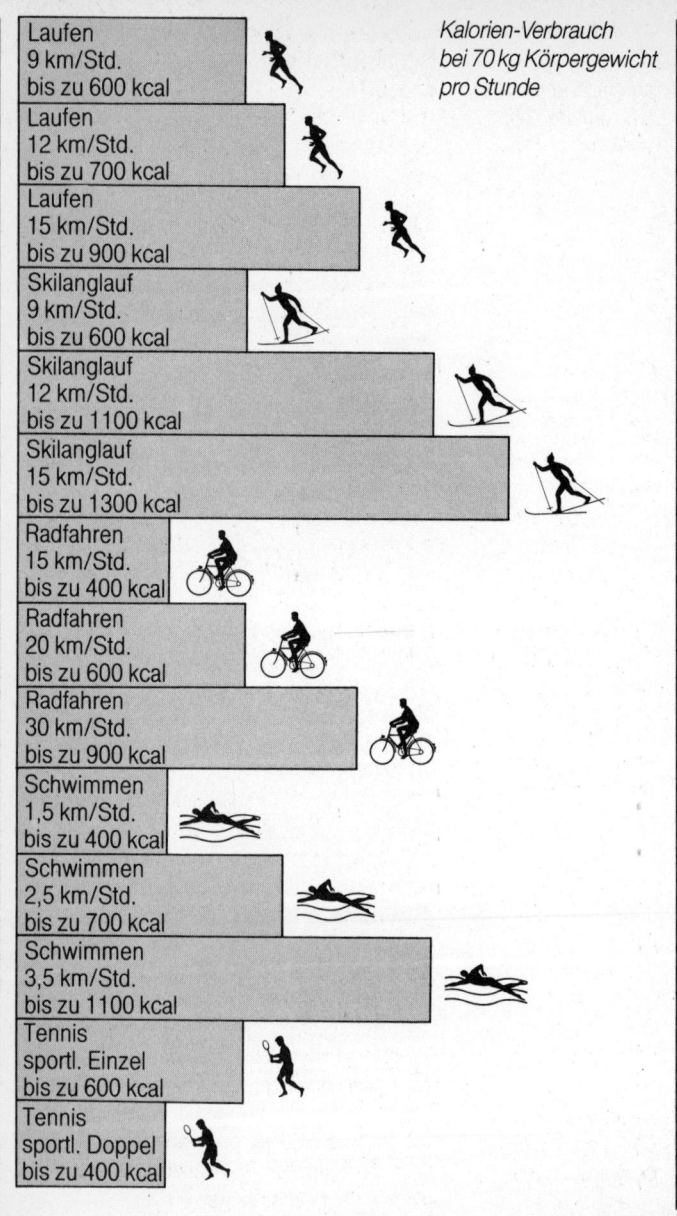

*Kalorien-Verbrauch
bei 70 kg Körpergewicht
pro Stunde*

Laufen
9 km/Std.
bis zu 600 kcal

Laufen
12 km/Std.
bis zu 700 kcal

Laufen
15 km/Std.
bis zu 900 kcal

Skilanglauf
9 km/Std.
bis zu 600 kcal

Skilanglauf
12 km/Std.
bis zu 1100 kcal

Skilanglauf
15 km/Std.
bis zu 1300 kcal

Radfahren
15 km/Std.
bis zu 400 kcal

Radfahren
20 km/Std.
bis zu 600 kcal

Radfahren
30 km/Std.
bis zu 900 kcal

Schwimmen
1,5 km/Std.
bis zu 400 kcal

Schwimmen
2,5 km/Std.
bis zu 700 kcal

Schwimmen
3,5 km/Std.
bis zu 1100 kcal

Tennis
sportl. Einzel
bis zu 600 kcal

Tennis
sportl. Doppel
bis zu 400 kcal

*Nicht die aufgenom-
mene Nahrungs-
menge ist entschei-
dend, sondern ihre
Qualität*

Nährstoffe. Hauptenergielieferanten sind das
Fett mit 9,3 kcal pro Gramm und die Kohlenhydrate mit 4,1 kcal pro Gramm. Eiweiß dient
zwar vornehmlich dem Aufbau von Körpersubstanz, kann aber bei Bedarf auch zur Energieproduktion herangezogen werden, z. B. beim
Hungern oder bei langanhaltenden Belastungen.
Alkohol liefert mit 7,1 kcal pro Gramm ebenfalls
viel Energie, ist aber ein »leerer« Energieträger, d. h. daß er keine essentiellen Nährstoffe
beinhaltet. In größeren Mengen getrunken,
wirkt er als Gift, das den Körper schädigt und
deshalb im Sport keinen Platz haben sollte
(siehe Schritt 5).

*Bei zu geringer
Energiezufuhr greift
der Körper sein eige-
nes »Energiedepot«
an, was über einen
längeren Zeitraum
zu Gewichtsabnah-
me führt.*

● In Zeiten ohne oder mit beschränkter Nahrungszufuhr, wie z. B. beim Fasten, kann der
Körper seinen Energiebedarf aus seinem eigenen Depot decken. Zuerst ist der Vorrat an
Kohlenhydraten in der Leber und in den Muskeln verbraucht, da sie nur in einer Menge von
ca. 300–400 g gespeichert werden können, was einer Energiereserve von ca.
1200–1500 kcal entspricht. Das Gehirn kann
seine Funktion aber nur mit Zucker aufrecht
erhalten. Deshalb hat der Körper die Möglichkeit, aus seinem eigenen Eiweiß Zucker herzustellen.
Zu geringe Energiezufuhr führt langfristig zu
einer Gewichtsabnahme, weil zur Deckung
des Energiedefizits ständig die Energiedepots
beansprucht und geleert werden: das führt
natürlich zu drastischen Leistungseinbußen.
Demgegenüber führt eine andauernd überhöhte Energieaufnahme zu Gewichtszunahme
durch Auffüllen der Depots, was sich in übermäßigem Fettansatz und Übergewicht äußert.

*Regelmäßig die
Energiebilanz (Kör-
pergewicht) kontrol-
lieren*

● Die regelmäßige morgendliche Gewichts-
kontrolle zeigt dem Sportler an, ob seine Energiebilanz ausgeglichen ist.

6.2 Energiebereitstellung

Durch »Verbrennung« der Energielieferanten wird die Energie gewonnen

In den Zellen des Körpers laufen ständig Prozesse ab, die Energie verbrauchen. Prinzipiell wird die benötigte Energie durch die Verbrennung der Energielieferanten Fett und Kohlenhydrate gewonnen, was als »biologische Oxidation« bezeichnet wird. Sie verbrennen zu Kohlendioxid und Wasser, und die freiwerdende Energie wird zum größten Teil in chemische Energie umgewandelt, zum anderen Teil als Wärme abgestrahlt.

● Die Energieproduktion durch Oxidation ist allerdings ein relativ langsamer Prozeß, da erst genügend Sauerstoff an den Ort der jeweils beanspruchten Muskelzellen geliefert werden muß.
Für plötzlich einsetzende Leistungen wie z. B. das Heben eines Armes, das Aufstehen aus dem Liegen usw. käme diese Art der Energieversorgung viel zu spät. Auch für einen Sprint mit maximaler Geschwindigkeit, z. B. 100 Meter in 10,0 Sekunden, könnte die biologische Verbrennung mit Sauerstoff nicht **schnell** genug die Energie liefern.

Bei plötzlichen, hohen Leistungsanforderungen kann der Körper kurzfristig Energie ohne Verbrennung bereitstellen

● Der Körper hat deshalb Energiereserven, die für sofortige Leistungseinsätze geeignet sind. Bei ihnen handelt es sich um die sogenannten energiereichen Phosphate, Adenosintriphosphat (ATP) und Kreatinphosphat (KP). Im gesamten Körper sind diese Phosphate im Gegenwert von ca. 5 kcal gespeichert, was bei maximaler Belastung, z. B. beim Sprint, nur für etwa 10 maximale Muskelkontraktionen, also für 6–8 Sekunden ausreicht. Diese Substanzen werden zwar relativ schnell wieder aus den Fetten und Kohlenhydraten im Körper regeneriert, doch müßte man zunächst jegliche Leistung wegen Erschöpfung abbrechen, gäbe es nicht noch eine weitere Möglichkeit der Energiebereitstellung, die nach ca. 8 Sekunden maximaler Belastung einsetzt: die Verbrennung von Glucose bzw. seiner Speicherform Glykogen (Traubenzucker) in den Muskelzellen **ohne Sauerstoff.** Dies wird auch als »anaerobe Oxidation« bezeichnet. Die Glucose verbrennt hier nicht zu Kohlendioxid und Wasser, sondern zu Milchsäure (Lactat), die sich in der Muskelzelle und im Blut dann anhäuft. Hiermit werden maximale Leistungen von 40–45 Sekunden ermöglicht, wie z. B. ein 400-m-Sprint. Danach ist durch den hohen Milchsäureanfall das Blut so sauer geworden, und das Muskelgewebe hat so hohen Sauerstoffmangel erlitten, daß die Belastung abgebrochen werden oder auf eine niedrigere Intensität zurückgeschraubt werden muß. Der Körper ist eine extreme »Sauerstoffschuld« eingegangen, die er durch Erholung und verstärkte Atmung wieder einholen muß. Deshalb sind 400-m-Sprinter nach dem Ziel so »fertig« und schnappen noch minutenlang nach Luft!

Der Körper geht bei hoher Belastung eine Sauerstoffschuld ein

● Bei intensiven Leistungen, die über zwei Minuten hinausgehen, kann man davon ausgehen, daß sie nicht ohne Sauerstoff für die Energiegewinnung bewältigt werden können. Dieser langsam, nach 50–60 Sekunden anlaufende Prozeß, wird »aerobe Oxidation«, also Verbrennung von Energielieferanten unter Mitwirkung von Sauerstoff genannt. Er liefert die ökonomisch günstige Energie, die hohe Belastungen von mehreren Stunden erlaubt. Allerdings muß die Belastungsintensität immer so gewählt werden, daß der Nachschub von Sauerstoff zu den beanspruchten Muskelzellen im Gleichgewicht steht mit dem Verbrauch von Sauerstoff bei der Verbrennung in der Zelle. Liegt die Belastungsintensität höher, d. h. wird mehr Sauerstoff in der Zelle benötigt, als nachgeliefert werden kann, dann geht der

Bei länger andauernder Belastung müssen Sauerstoffzufuhr (Aufnahmefähigkeit des Körpers) und -verbrauch im Gleichgewicht stehen

Körper eine Sauerstoffschuld ein und ein Teil der benötigten Energie wird aus der anaeroben Oxidation dazugeholt, wodurch wiederum Milchsäure anfällt, die bei zu hoher Konzentration zum Leistungsabbruch führt.

● Daraus folgt, daß für intensive Dauerleistungen die Fähigkeit des Körpers leistungsbestimmend ist, genügend Sauerstoff aufzunehmen und genügend schnell an den Ort des Bedarfes weiterzuleiten. Diese Fähigkeit wird als »**aerobe Kapazität**« bezeichnet.

Kohlenhydrate verbrennen am ökonomischsten, d. h. sie liefern mehr Energie bei gleichem Aufwand an Sauerstoff

● Energieliefernde Substanzen für die aerobe Oxidation sind die Kohlenhydrate und das Fett. Diese unterscheiden sich jedoch in ihrem Wirkungsgrad. Kohlenhydrate verbrennen ökonomischer, d. h. daß sie bei gleichem Aufwand an Sauerstoff ca. 10% mehr Energie liefern als Fett, bzw. für die gleiche Energieausbeute weniger Sauerstoff benötigen als Fett. So erklärt sich, daß bei hohen Intensitäten, wobei Sauerstoff knapp ist, der Körper primär Kohlenhydrate verbrennt, während er sich bei niedrigen Intensitäten, bei denen Sauerstoff genügend nachgeliefert werden kann, mit Fettverbrennung begnügen kann. Dies hat allerdings einen Haken: der Körper kann nur ca. 300 bis 400 g Kohlenhydrate speichern, was einer Energiereserve von ca. 1200 bis 1400 kcal entspricht. Damit läßt sich, wie wir oben gehört haben, aber nur eine intensive Leistung von ca. 1 Stunde bestreiten. Ein Drittel der Kohlenhydrate wird als Glykogen in der Leber gespeichert, während die restlichen zwei Drittel in der Muskulatur eingelagert werden.

● So wird klar, daß bei hochintensiven Belastungen die Größe der Glykogenspeicher über die Ausdauerleistung entscheidet.
Fette sind im Körper reichlich gespeichert. Ein

kg Körperfett liefert ca. 7000 kcal Energie. Da auch der magerste Sportler mindestens 7 kg Depotfett angelagert hat, stellt dies eine Energiereserve von ca. 50 000 kcal dar. Damit ließen sich theoretisch 500 km an einem Stück laufen.

Fettenergie ist also reichlich vorhanden. Sie ist nur ökonomisch ungünstiger, weil für die Verbrennung relativ mehr Sauerstoff benötigt wird. So erlangt bei lang andauernden Beanspruchungen, die über 60 Minuten hinausgehen, wie z. B. ein Marathon-Lauf oder eine Bergtour, die Fettverbrennung gegenüber der Kohlenhydratverbrennung eine zunehmende Bedeutung. Gut trainierte Sportler erreichen im Laufe der Zeit durch eine Anpassungsreaktion ihres Körpers, daß sie bei niedrigen bis mittleren Intensitäten den Großteil ihres Energiebedarfes aus der Fettverbrennung bestreiten und können so ihre Glykogenreserven schonen. Diese setzen sie dann günstiger für höhere Intensitäten, z. B. beim Zwischen- oder Endspurt ein, da dann die Glykogenverbrennung mehr Energie bereitstellt und entsprechend höhere Leistungen erlaubt. Gut trainierte Körper können durch vermehrte Fettverbrennung die wertvollen Kohlenhydratspeicher schonen.

Bei längerer Belastung und genügend Sauerstoff liefert die »Fettverbrennung« die Energie, der Kohlenhydratspeicher wird geschont

● Ein weiterer Weg, die Leistung im hohen Intensitätsbereich zu steigern, ist, die Kohlenhydratspeicher zu erweitern, und so über größere Reserven für Leistungsspitzen zu verfügen. Dies ist, wie wir durch zahlreiche wissenschaftliche Untersuchungen wissen, in der Praxis durch entsprechende Ernährungsmaßnahmen zu erreichen, und die dadurch erzielbare Leistungssteigerung ist nachweisbar.

Durch gezielte Ernährung kann man den Kohlenhydratspeicher erweitern, was bei Leistungsspitzen zu Leistungssteigerung führt

6.3 Optimale Nährstoff- zufuhr

Die Menge des Muskelglykogens bestimmt die Zeitdauer, in der maximale Leistung erbracht werden kann. Bei Erschöpfung der Glykogenspeicher läßt die Leistungsfähigkeit stark nach. Wie man heute weiß, hängt die Größe der Glykogenspeicher von der Ernährung und vom Grad der Trainiertheit ab. Bei normaler Gemischtkost sind in 100 g Muskel ca. 1,5 g Glykogen gespeichert. Bei kohlenhydratreicher Kost erhöht sich die Glykogenmenge schon auf ca. 2,0 g, während sie sich bei fettreicher, kohlenhydratarmer Ernährung entsprechend erniedrigt. Daraus folgt, daß unter fettreicher Kost eine betonte Fettverbrennung stattfindet und die mögliche Belastungsdauer bei hoher Intensität sinkt.

Kohlenhydratreiche Nahrung erhöht die Leistungsfähigkeit

● Bei kohlenhydratreicher Kost hingegen findet eine betonte Kohlenhydratverbrennung statt, wodurch die mögliche Belastungsdauer bei hoher Intensität gesteigert wird. Durch körperliches Training mit intensiven Ausdauerbelastungen – wobei die Glykogenspeicher regelmäßig entleert werden – und anschließender kohlenhydratreicher Kost, lassen sich die Speicher nicht nur wieder auffüllen, sondern sogar übermäßig auffüllen. Der Muskel lagert also mehr Glykogen ein als vorher. Dieses Phänomen wird mit »Superkompensation« bezeichnet. Der Anteil an Kohlenhydraten in der Nahrung muß dann allerdings mindestens 60% betragen.

● Diese Technik läßt sich als Vorbereitung für einen Wettkampf noch auf die Spitze treiben: man führt sechs Tage vorher ein erschöpfendes Ausdauertraining durch; anschließend ernährt man sich drei Tage lang extrem kohlen-

*Durch gezielte Maß-
nahmen lassen sich
die Kohlenhydrat-
speicher sogar über-
mäßig auffüllen*

hydratarm, dafür bei unveränderter Kalorien-
zufuhr eiweiß- und fettreich. Das Training wird
während der drei Tage beibehalten. Am vierten
Tag beginnt man nach dem Training mit einer
»Kohlenhydratmast« und füllt auf diese Weise
bis zum sechsten Tag, dem Wettkampftag,
ohne zu trainieren, die Kohlenhydratspeicher
maximal auf. Die Speichermenge kann dann
4 g/100 g Muskel, also die dreifache Höhe,
erreichen. Diese Tortur lassen normalerweise
aber nur professionelle Spitzensportler über
sich ergehen.
Von weiterer Bedeutung bei der Glykogen-
speicherung ist, daß pro Gramm etwa 2,7 g
Wasser und 19,5 mg Kalium im Muskel gespeichert werden, was für den stark beanspruchten Wasser- und Elektrolythaushalt
während der Belastung von Vorteil ist.
All diese Erkenntnisse führen konsequenter-
weise dazu, daß Ausdauersportler den Großteil ihrer Nahrung, also mindestens 60%, in
Form von Kohlenhydraten zu sich nehmen
sollten.

*Der Fettanteil in der
Nahrung sollte nur
25% betragen. Also,
Vorsicht bei ver-
steckten Fetten!*

● Zum Aufbau und zur Erhaltung der Muskelmasse sowie für andere Struktur- und Stoff-
wechselaufgaben ist eine gewisse Menge an
Eiweiß in der Nahrung notwendig. Nach wis-
senschaftlichen Untersuchungen hat sich eine
Eiweißmenge von ca. 15% der Tagesenergie-
zufuhr als genügend hoch herausgestellt. Damit läßt sich bei Zufuhr von biologisch hochwertigem Eiweiß der Bedarf sicher decken.
Für das Fett verbleiben demnach nur mehr
25% des Nahrungsenergieanteils. Dies ist in
der Theorie durchaus akzeptabel, da Fett im
allgemeinen vom Körper nicht benötigt wird
und er es selbst herzustellen vermag. Ausge-
nommen ist der Bedarf an ca. 3–5 g der essentiellen Linolsäure pro Tag, einer mehrfach
ungesättigten Fettsäure, die vom Körper nicht
hergestellt werden kann.

In der Praxis jedoch hat es sich als äußerst schwierig herausgestellt, »nur« 25% Fett in der Ernährung einzuhalten. Bei einem Energieumsatz von 2000 kcal pro Tag dürften demnach 500 kcal auf Fett entfallen. Soviel ist schon in 53 g reinem Fett enthalten!

Man sieht also, daß es in der Praxis äußerst schwierig ist, die 25% Fett einzuhalten. Denn nahezu jedes Nahrungsmittel enthält Fett, sichtbares, das man leicht beseitigen kann und verstecktes, das man nicht entfernen kann. Das bedeutet, daß sowohl sichtbares Fett als auch Nahrungsmittel mit viel verstecktem Fett gemieden werden müssen. Entscheidend ist somit, daß fettarme Eiweiß- und Kohlenhydratträger die hauptsächlichen Nahrungsmittel für engagierte Ausdauersportler darstellen müssen.

Der Ausdauersportler sollte fettarme, aber eiweiß- und kohlenhydratreiche Nahrung zu sich nehmen

7. Schritt
Der Wasserhaushalt des Ausdauersportlers

7.1 Körperflüssigkeit
7.2 Bedeutung des Schwitzens
7.3 Elektrolyt-Haushalt
7.4 Richtiges Trinken

7.1 Körperflüssigkeit

Der Körper des erwachsenen Mannes besteht zu ca. 60% aus Wasser (ca. 44 Liter bei einem 70 kg schweren Mann); Frauen haben einen etwas geringeren Wasseranteil. Ein Teil des Wassers befindet sich in den Zellen, ein Teil zwischen den Zellen und ein Teil im Blutgefäßsystem. Die Verteilung des Wassers zwischen den Geweben und Blutgefäßen wird durch das Prinzip der »Osmose« gelenkt, woran vor allem Mineralstoffe wie Natrium und Kalium, Spurenelemente und gewisse Eiweißstoffe beteiligt sind. Bei Wasserverlust gehen auch immer Mineralstoffe, die im Wasser gelöst sind, verloren. Wenn die physiologisch normale Verteilung des Wassers im Körper gestört ist, kommt es zum Abbruch der Energieproduktion, auch wenn insgesamt genügend Wasser vorhanden ist. Bei Wassermangel (Dehydration) von 15–20% (10–14 Liter bei einem erwachsenen Mann) kommt es zu

Wenn die normale Wasserversorgung im Körper gestört ist, kommt es zum Abbruch der Energieproduktion

schwersten Ausfallerscheinungen, die schnell zum Tod führen.

● Wasser ist das universelle Lösungsmittel und Transportmedium für alle Nährstoffe und Stoffwechselprodukte und notwendig zum Ausscheiden von z. T. giftigen Endprodukten über die Nieren. Wasser ist der Hauptbestandteil des Blutes, von Schweiß und Urin und hat eine Schlüsselstellung bei verschiedenen Regulationsvorgängen im Körper, z. B. auch für die Aufrechterhaltung einer konstanten Körpertemperatur. Durch Schwitzen beugt der Körper einer Überhitzung, sei es beim Sport oder auch bei fieberhaften Erkrankungen, vor. Dies wird im nächsten Abschnitt gesondert behandelt.

Ein Erwachsener benötigt pro Tag ca. 2,5 l Flüssigkeit bei leichter körperlicher Tätigkeit

● Die Aufrechterhaltung der erforderlichen Körperflüssigkeitsverteilung ist demnach lebensnotwendig. Der tägliche Wasserbedarf richtet sich nach dem täglichen Wasserverlust, der durch Schwitzen über die Haut, durch Abatmen über die Lunge und durch Harn und Stuhl entsteht. Ein Erwachsener benötigt in unserem Klima bei leichter körperlicher Tätigkeit ca. 2,5 Liter Wasser pro Tag. Dieses Wasser muß zum Großteil über Getränke und feste Nahrung zugeführt werden, ein Teil allerdings entsteht auch im Stoffwechsel, wenn Nährstoffe zur Energiegewinnung verbrannt werden, was als Oxidationswasser bezeichnet wird. Der Wasserbedarf des Sportlers, besonders bei stark schweißtreibendem Training, im Wettkampf und unter extremen klimatischen Bedingungen, ist beträchtlich höher. Untrainierte können bis zu 1 Liter Schweiß pro Stunde produzieren, Trainierte bis zu 3 Liter in einer Stunde. So kann ein guter Marathonläufer leicht 4–6 Liter Wasser während des Laufes verlieren.

*Mit dem Schweiß ge-
hen auch immer Mi-
neralien und Spu-
renelemente verlo-
ren, die umgehend
ersetzt werden
müssen*

● Wassermangel führt zum Absinken der
Leistungsfähigkeit. Trotzdem ist Schwitzen
nicht als etwas Unerwünschtes anzusehen,
sondern als physiologisch notwendiger Prozeß, um durch Vermeidung von Überhitzung
Höchstleistungen im Ausdauerbereich erst
möglich zu machen. Näheres dazu erfahren
Sie im nächsten Abschnitt. Da mit dem
Schweiß gleichzeitig auch Mineralien, Spurenelemente und Vitamine verlorengehen, muß
dem Ausgleich des Wasserverlustes durch
entsprechend geeignete Getränke besondere
Aufmerksamkeit geschenkt werden.

7.2 Bedeutung des Schwitzens

Bei Beginn einer körperlichen Anstrengung
wird Wasser in Form von Schweiß und über die
Atemluft abgegeben. Dies dient dazu, die bei
körperlicher Anstrengung anfallende Wärme
nach außen abzugeben. Bei der Verdunstung
von Wasser werden ungefähr pro Liter
580 kcal Wärme abgegeben. Gleichzeitig wird
die Durchflußrate der Niere eingeschränkt, so
daß weniger Urin produziert wird, und Körper-
wasser eingespart werden kann. Durch die
Verdunstung des Wassers an der Körperober-
fläche entsteht auch Verdunstungskälte, was
dem Körper hilft, abzukühlen. Wenn bei der
intensiven körperlichen Tätigkeit die entste-
hende Wärme nicht ausreichend gut abgegeben werden kann, dann läßt sich auch auf
Dauer keine hohe Leistung erbringen.

*Schweiß reguliert die
Körpertemperatur.*

● Viel zu schwitzen ist also nichts Negatives,
so wie es bei Laien und Hobbysportlern oft
gesehen wird, sondern es ist etwas Wün-
schenswertes, was die Leistungsfähigkeit stei-
gert. Trotzdem läßt sich nicht verhindern, daß
bei lang andauernder intensiver Belastung die

*Hohe Körpertempe-
ratur und Wasser-
mangel führen zu
Leistungseinbußen*

Körpertemperaturen im Inneren auf 38–40 °C ansteigen, was einem hohen Fieber entspricht. Alle Körperfunktionen sind auf ein Temperaturoptimum von 37 °C eingestellt. In diesem Temperaturbereich sind die Abläufe im Stoffwechsel und die Enzym- und Hormonaktivitäten am besten wirksam. Eine hohe Körpertemperatur und ein durch andauerndes Schwitzen hervorgerufener Wassermangel führen zu erheblichen Leistungseinbußen.

● Ein Wasserverlust von 1,0–5,0% vermindert die Ausdauer- und Kraftleistung sowie die Konzentration. Wasserverluste von 6–10% führen zu Schwäche, Schwindel, Schmerzen, Übelkeit und Koordinationsschwierigkeiten. Ein Wasserverlust von 10–20% führt von Krämpfen zum Delirium bis zum Tod. Nach der sportlichen Belastung, die zu einem bestimmten Wasserverlust führt, muß schnellstens die verlorene Flüssigkeit wieder zugeführt werden. Dabei ist die durch das Durstgefühl geregelte Wasseraufnahme meist niedriger als der tatsächliche Wasserbedarf. Erfahrene Sportler trinken deshalb immer mehr Wasser, als der Durst es verlangt.

*Nach sportlicher Be-
tätigung den Was-
serverlust durch
Schweiß sofort mit
geeigneten Geträn-
ken ausgleichen*

*Die durch den
Schweiß verlorenen
Mineralien und Spu-
renelemente durch
Zusätze im Wasser
auffüllen*

● Es ist, wie wir heute wissen, nicht damit getan, reines Wasser zu trinken, denn mit dem Schweiß werden auch immer eine Menge Mineralien, Spurenelemente und Vitamine ausgeschieden, die ebenfalls nachgeliefert werden müssen. Reines Wasser kann im Körper nicht gebunden werden, deshalb muß das Wasser einen gewissen Gehalt an Mineralsalzen haben, so daß es im Körper gebunden werden kann. Übrigens sollte der Wasserverlust immer gut kontrolliert werden, um genügend Wasser nachtrinken zu können. Wiegen Sie sich ohne Bekleidung vor dem Sport und nach dem Sport. Der Unterschied in Kilogramm entspricht ungefähr der Wassermenge in Litern.

7.3 Elektrolyt-Haushalt

Als Elektrolyte werden die Mineralsalze bezeichnet, die in den Körperflüssigkeiten gelöst vorkommen und elektrisch geladen sind. Diese Mineralsalze werden über den Schweiß, Harn und Stuhl ausgeschieden. Der Verlust muß über die Nahrung wieder ausgeglichen werden.

Bei hartem, regelmäßigem Training kann der Verlust an Elektrolyten erheblich sein

● Für den Sportler ist vor allem der schnelle Ersatz der mit dem Schweiß verlorenen Stoffe wichtig. Wenn Sportler täglich trainieren und dabei mehrere Liter Schweiß verlieren, könnten sehr schnell schwere Mangelerscheinungen auftreten. Bei entsprechend hartem, mehrstündigem Training kann ein Wasserverlust mit dem Schweiß bis zu 6 Litern pro Tag eintreten. Entsprechend hoch sind die Elektrolytverluste sowohl im Schweiß als auch durch den gesteigerten Verbrauch im Stoffwechsel, denn wie in Kapitel 5 erwähnt, sind Mineralstoffe und Spurenelemente als Regler- und Beschleunigungsstoffe im Stoffwechsel nötig. Ein Hochleistungssportler kann deshalb einen drei- bis vierfach erhöhten Elektrolytbedarf gegenüber einem Nichtsportler besitzen.

Elektrolytverlust so schnell wie möglich ausgleichen, um schädigende Mangelerscheinungen zu vermeiden

● Die Zufuhr der Mineralsalze erfolgt primär über die feste Nahrung – zu einem geringeren Teil über die Getränke. Es muß immer sichergestellt sein, daß die Getränke im Sport elektrolythaltig sind, da sonst die Aufnahme des Wassers in die Körperzellen verhindert wäre. Erst die Elektrolyte binden das Wasser in den Zellen. Für die Regelung des Wasserhaushaltes sind neben speziellen Hormonen vor allem die Mineralstoffe Natrium und Kalium notwendig. So ist Natrium – vereinfacht ausgedrückt – für die Wassereinlagerung und Kalium für die Wasserausschwemmung zuständig. Hat ein

Sportler mit dem Schweiß viel Elektrolyte verloren, und würde er seinen Wasserverlust durch Trinken von destilliertem – also elektrolytfreiem Wasser ausgleichen wollen, so würde dies nicht gelingen. Das destillierte Wasser würde direkt durch den Körper »laufen«, und sofort über die Nieren als Harn ausgeschieden werden, da es nicht in den Körperzellen gebunden werden könnte. Dabei würde es noch einiges an Mineralstoffen mitreißen, so daß im Endeffekt der Körper noch mehr Elektrolyte verlieren würde. Trinken von destilliertem Wasser würde schließlich zur Austrocknung des Körpers und zum Tod führen.

Den Wasserverlust immer mit elektrolythaltigen Getränken auffüllen

● Die Elektrolyte, die beim Sportler am kritischsten sind, zum einen, weil sie in hohen Mengen im Schweiß verloren gehen und zum anderen, weil sie über die heute übliche Ernährung nur in geringen Mengen zugeführt werden, sind Kalium und Magnesium, bei den Spurenelementen sind es Eisen und Zink. Wenn zum Ausgleich des Wasser- und Elektrolytverlustes getrunken wird, so ist immer darauf zu achten, daß das Getränk genügend elektrolythaltig ist und daß besonders diese vier kritischen Elektrolyte und Spurenelemente enthalten sind (siehe Kapitel 7.4). Die anderen quantitativ wichtigsten Elektrolyte im Schweiß, wie Natrium, Calcium, Schwefel und Phosphor werden mit der üblichen Ernährung in ausreichender Menge zugeführt, so daß Mangelerscheinungen in diesem Bereich unwahrscheinlich sind.

Kalium, Magnesium, Zink und Eisen werden mit fester Nahrung meist nicht in ausreichendem Maße zugeführt

● Mancher Muskelkrampf im Sport hätte durch eine ausreichende Versorgung mit Kalium und Magnesium verhindert werden können. Deshalb ist es sehr sinnvoll, wenn vor, während und nach intensiver sportlicher Betätigung elektrolythaltige Getränke in ausreichender Menge zugeführt werden.

Auch während sportlicher Betätigung trinken

7.4 Richtiges Trinken

Der tägliche Wasserbedarf des normalen Menschen beträgt ca. 2,5–3,5 Liter Wasser. Davon führen wir ca. 1 l mit der festen Nahrung zu, ca. 0,35 l fallen als Endprodukt im Stoffwechsel an, so daß wir mindestens 1,3–2,0 Liter in Form von Getränken zuführen müssen. Der Sportler hat einen entsprechenden Mehrbedarf, je nach Schweißverlust. Daraus ergibt sich, daß er je nach Aktivität mehrere Liter Wasser am Tag benötigt.

Wie wir oben gehört haben, ist mit dem Schweißverlust auch ein erheblicher Elektrolytverlust verbunden. Da es wegen des ausschwemmenden Effektes ungünstig ist, mineralienarmes Wasser zu trinken, bietet es sich an, mineralienreiches Wasser zu trinken. In deutschen Mineralwässern sind schon erhebliche Mengen an Mineralien enthalten. Um den Elektrolytgehalt noch zu erhöhen, kann man frisches Obst und Gemüse auspressen und diesen Saft mit Mineralwasser auffüllen.

Frisches Obst (Obstsaft) und Mineralwasser decken den Elektrolytbedarf

Frisches Obst enthält relativ viel Kalium und Magnesium. Bei großem Schweißverlust sollte auch noch immer eine Messerspitze Kochsalz beigefügt werden. Auch eine leicht gesalzene Bouillon oder Gemüsebrühe kann der Sportler nach großem Wasserverlust zu sich nehmen. Nach Vollwert-Kriterien sind industriell hergestellte Elektrolyt-Drinks abzulehnen. Es handelt sich hierbei um künstlich isolierte Substanzen, die zusammen mit synthetischen Geschmacks- und Aromastoffen gemixt werden. Zwar läßt sich auf diese Weise eine exakt bilanzierte Elektrolytzufuhr erreichen, doch gibt es keinen Zweifel, daß durch frische Obstsäfte, die mit einem guten Mineralwasser im Verhältnis 1 : 1 aufgefüllt werden und u. U. noch mit einer Prise Kochsalz angereichert sind, der Bedarf an Flüssigkeit und Elektrolyten gedeckt werden kann. Am besten geeignet sind Apfel-, Orangen- und Traubensaft sowie auch Tomatensaft. Zudem enthalten die frischen Fruchtsäfte auch relativ viel Vitamin C, was bekanntlich ebenfalls mit dem Schweiß verlorengeht. Falls Sie Obstsäfte trinken wollen, vor allem die, die mit Zucker versetzt sind, sollte immer mit Mineralwasser 1 : 1 verdünnt werden, da eine zu hohe Konzentration der Inhaltsstoffe Verdauungsschwierigkeiten während der sportlichen Betätigung auslösen könnte. Zur sicheren Bedarfsdeckung im Leistungssport gehört allerdings, daß nach Kriterien der Vollwert-Ernährung gegessen wird, d. h. daß täglich ein Großteil der Nahrung aus roher Frischkost in Form von Salaten und Obst verzehrt wird.

Sportler, die hochraffinierte, bearbeitete Fertigprodukte als Hauptquelle ihrer Ernährung verzehren, werden auf Dauer unter regelmäßiger großer sportlicher Belastung einen Mineralstoffmangel erleiden. Diese Sportler, die sich nicht sorgfältig und bewußt vollwertig ernähren, **müssen** auf industriell hergestellte Elektrolytdrinks zurückgreifen, um keinen Mangel zu erleiden.

● Viele Sportler sind immer noch der fälschlichen Meinung, Schwitzen sei etwas ungünstiges oder vielleicht sogar ungesundes. Folglich versuchen sie durch geringe Flüssigkeitszufuhr die Schweißproduktion einzudämmen. Tatsächlich erreichen sie aber das Gegenteil, nämlich ein vermehrtes Schwitzen, da ein geringeres Blutvolumen das Gefäßsystem nicht ganz ausfüllt und so die Wärme vermehrt über die Haut als Schweißverdunstung abgegeben werden muß. Außerdem führt zu geringe Flüssigkeitsaufnahme zu Bluteindickung und damit zur Einschränkung wichtiger Körperfunktionen. Das natürliche Durstgefühl ist leider kein sensibel ansprechendes Regelsystem für die

Es ist falsch, das Schwitzen durch geringe Flüssigkeitszufuhr einschränken zu wollen

bedarfsgerechte Flüssigkeitszufuhr. Nach schweißtreibender sportlicher Betätigung zwingt einen das Durstgefühl zum Trinken. Doch ist die Flüssigkeitsmenge, nach der das Durstgefühl nachläßt, meist nicht ausreichend, um das verlorene Wasser zu ersetzen. Als Konsequenz hieraus sollten Sportler immer einen »über den Durst« trinken. Während lang andauernder sportlicher Betätigung, z. B. bei einem mehrstündigem Tennismatch oder einer Berg- oder Radtour, sollte unbedingt schon vor Einsetzen des Durstes getrunken werden, weil das Durstgefühl meist erst später einsetzt, als der Bedarf es verlangt. Der Anblick des Tennisprofis, der sich beim Seitenwechsel immer ein paar Schluck gönnt, sollte als Beispiel dienen. Die früher oft vertretene Meinung, Trinken während Belastung schade, ist heute wissenschaftlich widerlegt.

Alkoholhaltige Getränke und Limonaden sind nicht geeignet

● Alkoholhaltige Getränke führen über einen hormonellen Einfluß auf die Nieren zu einer erhöhten Wasserausscheidung. Sie sind also nicht geeignet, nach dem Sport das verlorene Wasser zu ersetzen. Sie sind relativ elektrolytarm und auch deshalb ungeeignet. Auch von Limonaden- und Cola-Getränken sollte man Abstand halten. Abgesehen davon, daß sie aus synthetischen Geschmacks-, Aroma- und Farbstoffen hergestellt sind, enthalten sie viel Zucker und keine Elektrolyte. Sie wirken also auch wassertreibend und belasten den Blutzuckerspiegel stark, was zur Unterzuckerreaktion führen kann.

● Schließlich bleibt noch zu erwähnen, daß die Getränke weder zu kalt noch zu heiß eingenommen werden sollten.

8. Schritt
Situationsgerechte Ernährung in Training und Wettkampf

8.1 Sportive Basisernährung
8.2 Vorwettkampfphase
8.3 Am Wettkampftag
8.4 Während des Wettkampfes
8.5 Nach dem Wettkampf
8.6 Nährstoffpräparate

8.1 Sportive Basisernährung

Der große Vorteil der Vollwert-Ernährung für den Ausdauersportler ist, daß er sich einer Ernährungsweise bedient, die exakt den Ansprüchen an eine sportive Basiskost genügt. Die komplizierte Berechnung von Nährstoffrelationen und Kalorienprozenten kann entfallen, wenn einfach die Prinzipien der Vollwert-Ernährung eingehalten werden.

Kohlenhydrate verbrennen am ökonomischsten zu Energie. Das berücksichtigt die Vollwert-Ernährung

● Die Vollwert-Ernährung ist eine kohlenhydratbetonte Kost, da die Grundnahrungsmittel Getreide in Form von gekeimten oder geschrotetem Korn, z. B. als Müsli verzehrt werden, zusammen mit gekochtem und gebackenem Getreide, Naturreis und Vollkornnudeln. Diese Kohlenhydratträger werden hauptsächlich entweder mit Milchprodukten, mit Soja oder mit Eiern kombiniert, was erstens zu einer sehr fettarmen und zweitens zu einer sehr hochwertigen Eiweißkombination führt. Immerhin ist das hochwertigste Eiweiß, welches wir kennen, eine Kombination aus

1 Teil Ei und 2 Teilen Kartoffel.

Die biologische Eiweißwertigkeit dieser Mischung übersteigt bei weitem die Eiweißwertigkeiten von einzelnen Eiweißträgern wie Ei, Milch, Soja, Fleisch und Fisch. Ähnlich hervorragende Eiweißwertigkeiten liefert z. B. die Kombination aus:

– Getreide und Hülsenfrüchte
– Getreide und Hefe
– Getreide und Milch.

Über diese Kombinationen wird also eine kohlenhydratreiche aber fettarme Ernährung angeboten, die zugleich noch den nötigen Anteil an hochwertigem Eiweiß liefert.

Frisches Obst und Gemüse decken den Bedarf an Vitaminen und Mineralien

Dem hohen Bedarf an Vitaminen und Mineralstoffen wird man dadurch gerecht, als die Vollwert-Ernährung vorsieht (siehe Kapitel 1 und 2), daß ein erheblicher Teil der täglichen Nahrung als rohe Frischkost verzehrt wird. Die rohen Gemüse, das frische Obst, die verschiedenen Keimlinge führen dem Körper in bestmöglicher Form die notwendigen Vitamine und Elektrolyte zu.

● **Empfehlenswerte Kohlenhydrate:**

– gekeimtes oder geschrotetes Getreide (Weizen, Roggen, Reis, Mais, Hafer, Gerste, Hirse, Buchweizen u. a.)
– Vollkornprodukte (Brot, Kekse, Nudeln u. a. Teigwaren, Gebäck, Frühstücksflocken)
– Kartoffeln
– Hülsenfrüchte (Bohnen, Erbsen, Linsen)
– Bierhefe.

● **Empfehlenswerte Eiweißträger:**

– Milchprodukte, möglichst aus Vorzugsmilch (Milch, Quark, Frischkäse)

107

- mageres Fleisch (Kalb, Geflügel, Wild)
- Fisch (außer fetter Fisch wie Aal, Karpfen etc.)
- Nüsse (Erdnuß, Haselnuß, Cashew, Pistazie etc.)
- Hülsenfrüchte
- Bierhefe.

● **Empfehlenswerte Fettträger:**
- Getreidekeime (Weizen, Mais)
- Soja (Keimlinge, Tofu)
- Samen und Kerne (Sonnenblumen, Sesam, Leinsamen etc.)
- Ölfrüchte (Oliven)
- Butter
- Olivenöl (kaltgepreßt)
- kaltgepreßte, nicht raffinierte und nicht gebleichte Pflanzenfette (Maiskeim, Weizenkeim, Sonnenblumen, Leinsamen, Soja, Erdnuß).

Alle Obst- und Gemüsesorten können generell empfohlen werden. Sie sollten jedoch immer möglichst frisch verzehrt werden, denn mit jedem Tag Lagerung nach der Aberntung vermindert sich der Vitamingehalt. Sehr gut geeignet für die Vitamin- und Mineralstoffversorgung sind frisch bereitete Obst- und Gemüsesäfte. Sie sollten jedoch immer mit Mineralwasser gemischt werden.

● Bei der Vollwert-Ernährung könnte das relativ große Nahrungsvolumen der frischen, unbehandelten und ballaststoffreichen Kost Probleme bereiten. Wenn z. B. in Trainingsphasen pro Tag zwischen 4000 und 5000 kcal verbraucht werden und die Sportler sich an die Vollwert-Ernährung halten, dann kann es unter Umständen Schwierigkeiten bereiten, diese Nahrungsmengen zu bezwingen.
Deswegen ist es um so bedeutsamer, daß man seine Ernährung streng abgestimmt mit dem

Trainingsplan konsequent einhält. Gut bewährt hat es sich, die Nahrung anstatt auf drei Mahlzeiten besser auf 5 – 6 Mahlzeiten pro Tag zu verteilen.

Dabei muß beachtet werden, daß spätestens 1 ½ Stunden vor dem Training die letzte größere Mahlzeit eingenommen wird. Ein voller Bauch behindert sonst die Leistungsfähigkeit. Zwischendurch kann immer ein Stück frisches Obst oder auch als Alternative Trockenobst verzehrt werden.

● Die Nahrungszufuhr sollte am besten so aufgeteilt werden:

1. Frühstück   ca. 20%
2. Frühstück   ca. 15%
3. Mittagessen   ca. 25%
4. Nachmittag   ca. 15%
5. Abendessen   ca. 25%

Wenn heute Sportarten intensiv trainiert werden, so unterscheidet man Perioden, in denen einzelne Komponenten betont werden. Im Kraftausdauersport z. B. wird sowohl die reine Ausdauer trainiert als auch die Kraft, neben der Technik selbstverständlich.

Die Komponenten Kraft und Ausdauer werden meist zuerst getrennt und später kombiniert trainiert. In Phasen, in denen das Krafttraining im Vordergrund steht, sollte die Eiweißkomponente in der Nahrung verstärkt werden, um den Muskelansatz zu fördern. Steht die reine Ausdauer im Vordergrund des Trainings, muß eindeutig die Kohlenhydratzufuhr stark betont sein. Für Trainingsphasen, in denen beide Komponenten Kraft und Ausdauer trainiert werden, bildet die normale Vollwert-Ernährung mit hohem Kohlenhydratanteil und fettarmer Eiweißzufuhr die ideale Mischung, da durch sie neben der optimalen Nährstoffversorgung auch die Kohlenhydratspeicher in der Muskulatur in Form von Glykogen aufgefüllt werden.

8.2 Vorwettkampfphase

Vor einem Wettkampf durch gezielte Maßnahmen die Glykogenspeicher im Körper auffüllen (Superkompensation)

Steht ein Wettkampf vor der Tür, so sollte man die letzten Tage davor die Ernährung besonders gezielt ausrichten. Das Wichtigste ist, die Glykogenspeicher in der Muskulatur so weit wie möglich aufzufüllen, um über möglichst hohe Energiereserven im Wettkampf zu verfügen. Dies geschieht, wie wir in den vorherigen Kapiteln immer wieder gehört haben, durch Einhaltung einer kohlenhydratreichen, fettarmen Ernährung. Wer es ganz besonders ernst meint, der kann mit einer gewissen Technik, die mit »Superkompensation« bezeichnet wird, die Glykogenspeicher im Muskel sogar übermäßig auffüllen.

1. Sechs oder sieben Tage vor dem Wettkampf beginnt man **nach** einem intensiven, lang andauernden und erschöpfenden Training, wobei alle Glykogenreserven im Muskel aufgebraucht werden sollten, sich die nächsten drei bis vier Tage **extrem kohlenhydratarm,** dafür eiweißreich und fettangereichert, zu ernähren. Wichtig ist, daß die Energiezufuhr genügend hoch ist, um nicht an Körpersubstanz zu verlieren.
Das Training wird während dieser drei bis vier Tage bei niedriger Intensität weitergeführt.
2. In den letzten drei Tagen vor dem Wettkampf wird dann eine regelrechte »Kohlenhydrat-Mast« eingeleitet, wobei vor allem das Fett soweit wie möglich reduziert werden muß. Durch die Karenztage vorher entwickelt der Muskel einen extremen »Kohlenhydrat-Hunger« und füllt die Muskeln noch mehr als zuvor mit Glykogen zur Reserve auf. Mit dieser Technik lassen sich die Speicher um das doppelte, sogar bis zum dreifachen der normalen Kapazität vergrößern.

Das Training darf dann allerdings während der letzten drei Tage nur noch so locker sein, daß die Energiespeicher im Muskel nicht am Auffüllen gehindert werden. Zum Schluß noch ein Hinweis: Mit dieser starken Glykogeneinlagerung in die Muskulatur wird zugleich auch viel daran gebundenes Wasser mit eingelagert. Wenn der Zeiger auf der Waage nach oben schnellt, braucht man keine Angst zu haben. Das ist kein Fett sondern Wasser, das während des Wettkampfes von großem Nutzen sein wird.

Mit dieser Technik wird gleichzeitig Wasser im Körper gebunden

8.3 Am Wettkampftag

Der schlimmste Ernährungsfehler, den man am Wettkampftag machen kann, ist eine neue, ungewohnte Speise auszuprobieren. Die Nervosität allein kann schon zu Magen- und Darmbeschwerden führen. Kommt dann noch ein ungewohntes Nahrungsmittel hinzu, so kann die ganze Trainingsmühe vergebens gewesen sein, und man liegt mit Erbrechen und Bauchkrämpfen flach. Wichtig ist also, nur Gewohntes zu verzehren, das Magen und Darm nicht belastet, gut verdaulich ist und nicht bläht.

Am Wettkampftag Magen und Darm nicht zusätzlich mit ungewohnter Nahrung belasten

● Jeder muß mit der Zeit »seine« Nahrungsmittel kennenlernen, die für ihn diesbezüglich gut geeignet sind. Bei den meisten hat sich das Müsli mit Milch, Joghurt und Früchten zum Frühstück gut bewährt. Ist der Wettkampf erst nachmittags oder abends, bietet sich eine Nudelmahlzeit mit fettarmer gedünsteter Gemüsesauce an.
Zwischendurch wird Obst sehr gut vertragen. Die letzte Mahlzeit sollte 2½ bis 3 Stunden vor Wettkampf-Beginn eingenommen werden. Keine gezuckerten Speisen und Getränke zu sich nehmen! Dies kann zu Unterzucker und

damit zu Schwäche, Schwindel und Konzentrationsmangel führen.

Trinken kann man noch bis zu ½ Stunde vor dem Start, wobei es – soweit man es verträgt – durchaus günstig ist, mit Wasser verdünnte Fruchtsäfte oder Getreideschleimsuppen zu trinken. Aber nicht zu viel! Unter allen Umständen Zucker meiden!

8.4 Während des Wettkampfes

Bei Sportarten, die über mehrere Stunden andauern (Marathonlauf, Radrennen, Skilanglauf, Wandern, Klettern etc.), hat die Ernährung während der Belastung eine große Bedeutung. Sie soll sowohl die verlorene Flüssigkeit als auch die verlorene Energie bereitstellen. Dafür eigenen sich am besten kohlenhydratreiche Getränke, aber auch Früchte wie z. B. Bananen, Fruchtriegel, Trockenobst und Reisschnitten sowie stille Mineralwässer. Von der Industrie werden entsprechend bilanzierte Energie- und Mineraldrinks angeboten, die den Bedürfnissen der Sportler angepaßt sind. Da sie aus isolierten und künstlich hergestellten Nährstoffpräparaten bestehen, entsprechen sie nicht der Vollwert-Ernährung und sollten nur in Ausnahmesituationen verwendet werden. Wichtig ist nur, **genügend** zu trinken und **gezuckerte** Verpflegung zu meiden.

8.5 Nach dem Wettkampf

Direkt nach dem Wettkampf besteht im allgemeinen kein Appetit und Hunger. Der erste Durst läßt sich sinnvollerweise am besten mit lauwarmem Tee oder mit Obstsäften, die mit Mineralwasser gemischt sind, löschen.

● Wenn sich dann das Verlangen nach Nahrung einstellt, so sollte man nicht einfach das Nächstbeste verzehren, sondern gezielt auswählen. Dabei sind zwei Gesichtspunkte zu berücksichtigen:

Erstens müssen die verbrauchten Glykogenbestände in der Muskulatur schnellstmöglich wieder aufgefüllt werden. Das bedeutet, daß man als erstes eine leichte, vollwertige, kohlenhydratreiche Mahlzeit zu sich nimmt, z. B. Kartoffeln, Nudeln und Reis in jeder Form, solange sie fettarm zubereitet sind.

Nach dem Wettkampf fettarme, kohlenhydratreiche, eiweißreiche Nahrung und frisches Obst

Der zweite Aspekt ist, daß das im Wettkampf angegriffene und zum Teil durch Mikroverletzungen leicht zerstörte Muskelgewebe regeneriert und neu aufgebaut werden muß. Dabei sind sowohl Eiweiß als auch Vitamine und Spurenelemente notwendig. Das bedeutet, daß man ein fettarmes, eiweißreiches Nahrungsmittel zu sich nehmen sollte, z. B. Quark, Käse, Eier, Fisch, Geflügel etc.

Als Nachtisch ist Obst, ganz oder als Salat, zum Beispiel mit Joghurt, eine ideale Speise. Als Getränk ist wieder ein mit Mineralwasser im Verhältnis 1 : 1 gemischter Obstsaft zu empfehlen.

8.6 Nährstoffpräparate

Nach Vollwert-Kriterien sind alle auf dem Markt befindlichen Nährstoffpräparate, die zum Teil speziell für Sportler hergestellt sind, als nicht empfehlenswert zu betrachten. Es handelt sich bei ihnen um isolierte, chemisch-technologisch hergestellte und mit entsprechenden Konservierungs- und Stabilisierungsstoffen versetzte Substanzen.

Vollwert-Ernährung macht synthetische Elektrolytpräparate überflüssig

Bei richtiger Beachtung der Vollwert-Ernährung sind diese Präparate zur Erzielung der gewünschten bedarfdeckenden Nährstoffzu-

fuhr nicht notwendig. Denn in der frischen,
natürlichen Nahrung ist alles zur Genüge vorhanden.

● Eine Ausnahme, die im Bereich des Hoch-
leistungssportes auftreten kann, existiert:
Bei Trainings- und Wettkampfintensitäten, die
in den Bereich von 5000, 6000 kcal und mehr
pro Tag gehen, ist es sehr schwierig, die notwendige Nahrungsenergie mit naturbelassenen, frischen Nahrungmitteln zu sich zu nehmen. 6000 kcal in Form von Getreide, Gemüse, Obst etc. zu sich zu nehmen, bedeutet,
ungeheuer große Volumen verzehren zu
müssen.
Hier muß dann also die Energiedichte der Nahrung größer sein, damit man mit volumenmä-
ßig kleineren Portionen auskommt. Hier wäre
es auch sinnvoll, Nährstoffpräparate gelegentlich gezielt einzusetzen, z. B. als Eiweißpulver
in Müsli oder als Energieriegel oder Energie-
drink zwischendurch.
Näheres zu Nährstoffpräparaten siehe: Vit-
amin- und Mineralstoffratgeber, erschienen in
derselben Buchreihe.

9. Schritt
Der Vollwert-Check up

Stimmt meine Ernährung?
Ernähre ich mich vollwertig?

Mit diesem Check up können Sie selbst ganz leicht feststellen, wie vollwertig Sie Ihre Ernährung gestalten.

Kreuzen Sie bitte die Fragen entsprechend Ihrer tatsächlichen Ernährungsweise ganz ehrlich an. Dies ist kein »Wissenstest«, bei dem es darauf ankommt, das »Richtige« anzukreuzen, sondern eine Überprüfung Ihrer ganz persönlichen Situation. Sie profitieren davon um so mehr, je schonungsloser Sie Ihre bisherige Ernährung unter die Lupe nehmen.

Sollten Sie bei der Auswertung feststellen, daß mit der Vollwertigkeit Ihrer Ernährung noch einiges »im Argen« liegt, so fällt es Ihnen nach konzentriertem Durcharbeiten dieses Ratgebers sicher nicht schwer, die Schwachpunkte auszumerzen. Der Check up ist so gestaltet, daß Sie bei jeder Frage direkt erkennen, auf welche Weise Sie Ihre Ernährung eventuell noch verbessern können.

KATEGORIE A: (Zutreffendes bitte ankreuzen)	ja	nein
Ich esse nahezu täglich mindestens 1 Portion Rohkost		
Ich koche Gemüse, wenn überhaupt, dann nur kurz und verzehre es gleich		
Ich esse regelmäßig selbstgezogene Sprossen und Keimlinge		
Ich esse täglich mindestens 1 Portion Müsli		
Ich schrote mir das Getreide für Müsli etc. regelmäßig frisch		
Ich verwende regelmäßig viel frische Kräuter		
Ich esse täglich Salat aus frischen Zutaten		
Ich bevorzuge Naturreis (unpoliert) vor weißem, poliertem Reis		
Ich esse täglich frisches Gemüse		
Ich esse vorwiegend Vollkornteigwaren statt herkömmlicher Nudeln, Spätzle etc.		
Ich esse Kartoffeln überwiegend als Pellkartoffeln		
Ich esse täglich mindestens 1 Portion Obst als Zwischenmahlzeit, Dessert etc.		
Etwa die Hälfte meiner täglichen Nahrung besteht aus Frischkost (Obst, Rohkost, Nüsse etc.)		
Salat, Gemüse, Obst wird bei mir am Tag des Kaufs verzehrt		
Ich verwende überwiegend kaltgepreßte, garantiert unraffinierte Pflanzenöle		
Als Streichfett bevorzuge ich Butter		
Ich ziehe Vollkornbrot etc. den hellen Weißmehlprodukten vor		
Zum Backen etc. verwende ich überwiegend Vollkornmehl bzw. Backschrot		
Konserven und Fertiggerichte kommen bei mir fast nie auf den Tisch		
Ich bereite mir mein Essen täglich frisch zu bzw. bekomme es frisch zubereitet		
Ich trinke/esse täglich mindestens ½ l Frischmilch bzw. Milchprodukte		
Ich trinke nahezu täglich frisch gepreßten Frucht- oder Gemüsesaft		
Nach dem Sport trinke ich Mineralwasser, Säfte oder Gemüsebouillon		

KATEGORIE A: (Zutreffendes bitte ankreuzen)	ja	nein
Hülsenfrüchte gehören mindestens 1 mal wöchentlich auf meinen Speiseplan		
Ich esse regelmäßig Nüsse, Trockenfrüchte etc. als Zwischenmahlzeit oder im Müsli		

KATEGORIE B: (Zutreffendes bitte ankreuzen)	stimmt	stimmt nicht
Ich habe wenig Einfluß auf das, was ich esse		
Ich esse mehrmals pro Woche in einer Kantine, Restaurant o. ä.		
Gemüse, Salat, Obst lagert bei mir meist schon einige Zeit, bevor ich es esse		
Ich esse häufig Süßigkeiten, Bonbons, Schokolade, Chips etc.		
Ich esse oft lange warm gehaltene Gerichte		
Ich esse mehrmals pro Woche Fertiggerichte, Konserven etc.		
Nach dem Sport trinke ich meistens Bier, Limo, Cola, Tee, Leitungswasser u. ä.		
Mein Frühstück besteht meist aus Wurst- oder Marmeladebrötchen		
Hunger überbrücke ich oft mit Konditoreiwaren		
Ich esse häufig an Imbißbuden oder in Fastfood-Restaurants (Hamburger, Pizza o. ä.)		

Auswertung des Ernährungs-Check up Fragenkomplex A:

Je mehr Fragen Sie von diesem Komplex mit **ja** beantwortet haben, desto eher ist Ihre Ernährung als vollwertig anzusehen. Sie liefern damit eine gute Basis für sportliche Leistung und Erfolg.

Die von Ihnen verneinten Fragen bieten durch gezielte Umstellung Ihrer Ernährung in diesen speziellen Punkten direkte Ansatzpunkte für eine Verbesserung. Lesen Sie noch einmal ganz besonders aufmerksam die einschlägigen Passagen dieses Ratgebers, und beginnen Sie Ihre Ernährungumstellung zunächst mit den für Sie am wenigsten schwierigen bzw. aufwendigen Punkten. Im Laufe der Zeit können Sie sich so langsam aber sicher auf eine insgesamt vollwertige und gesunde Ernährungsweise umstellen. Es ist auch in dieser Hinsicht noch kein Meister vom Himmel gefallen. So wie zum sportlichen Erfolg Ausdauer und Training gehören, so gehört zum Ernährungs-Training auch Ausdauer und Wille. Bedenken Sie, es ist nie zu früh – aber auch nie zu spät – eine gesunde Ernährungsweise zu erlernen und zu praktizieren.

Fragenkomplex B:
Je mehr Punkte aus Komplex B bei Ihnen zutreffen, desto größer ist die Gefahr einer wenig vollwertigen, qualitativ möglicherweise unzureichenden Ernährung. Besonders bei hoher sportlicher Anforderung kann sich das negativ auf Ihre Leistungsfähigkeit auswirken. Es wäre für Sie dringend wünschenswert, Ihre Ernährungsweise umzustrukturieren – wie, sagt dieser Ratgeber.
Sollten Sie jedoch z. B. aus beruflichen Gründen nicht umhin können, häufig Kantinenessen o. ä. wenig vollwertiges Essen zu sich zu nehmen, dann müssen Sie im Interesse Ihrer Gesundheit und Leistungsfähigkeit einen Ausgleich schaffen. Die zuhause eingenommenen Mahlzeiten und die Zwischenmahlzeiten müssen um so vollwertiger sein, damit Sie Ihren Nährstoffbedarf decken können. Das bedeutet in der Praxis, daß Sie bevorzugt Vollkornprodukte, Müsli, Rohkost, Obst, Gemüse und Salat sowie Milchprodukte essen sollten. Daß dabei die auf Seite 30 gegebenen Tips zur Nährwertschonung Beachtung finden, sollte selbstverständlich sein.

10. Schritt
Sonderkostformen

10.1 Vegetarismus
10.2 Makrobiotische Ernährung
10.3 Anthroposophische Ernährungslehre
10.4 Schnitzer-Kost
10.5 Hay'sche Trennkost
10.6 Schroth-Kur
10.7 Kohlenhydratarme Kost
10.8 Dr. Haas-Leistungsdiät

10.1 Vegetarismus

In der ganzen Welt dürfte sich z. Z. eine knappe Milliarde Menschen vegetarisch ernähren, der größte Teil jedoch nicht freiwillig bzw. aus Überzeugung, sondern aus wirtschaftlichen, finanziellen oder klimatischen Gründen. Unabhängig davon steigt jedoch etwa seit den 60er Jahren die Zahl der Menschen stetig an, die ohne diese Beweggründe den Verzehr von Fleisch und Fisch ablehnen.

Unterschiedliche Formen des Vegetarismus:
Ovo-lacto-Vegetarier sind Personen, die kein Fleisch von warm- oder kaltblütigen Tieren essen, jedoch tierische Produkte wie Milch, Milcherzeugnisse und Eier nicht ablehnen.
Lacto-Vegetarier lehnen auch Eier ab.
Reine Veganer verzichten generell auf den Genuß aller von Tieren

stammenden Lebensmittel (Fisch, Fleisch, Eier, Milch und sogar Honig). *

Ohne die verschiedenen ideologischen, ethischen oder sonstigen Hintergründe für diese fleischlosen Kostformen näher beleuchten zu wollen, versuchen wir im folgenden, eine kurze ernährungsphysiologische Stellungnahme zum Vegetarismus zu geben.

Vegetarische Ernährung wird heute nicht mehr generell als »Mangelernährung« verdammt, vielmehr kann diese Ernährungsform unter bestimmten Voraussetzungen, zu denen besonders die Kenntnis der Lebensmittelinhaltsstoffe und deren gezielte Auswahl gehört, durchaus ernährungsphysiologisch vollwertig sein und günstige Auswirkungen haben. In der Regel leben Vegetarier gesundheitsbewußter als der Großteil unserer Bevölkerung. Sie lehnen Alkohol und Nikotin weitgehend ab, legen Wert auf körperliche Betätigung und Bewegung und gestalten ihre allgemeine Lebensweise so, daß sie deutlich weniger an Zivilisationskrankheiten (z. B. Bluthochdruck, Fettstoffwechselstörungen, Gicht, Übergewicht, Obstipation etc.) leiden als der Rest der Bevölkerung.

(Ovo-)lacto-vegetabile Ernährung kann eine vollwertige Kost sein, die allenfalls bei einseitiger Handhabung (z. B. zu starker Betonung des Rohkostverzehrs auf Kosten von Milchprodukten o. ä.) zur Unterversorgung mit einzelnen Nährstoffen führen kann. Das Weglassen von Fleisch und Fisch aus einer im übrigen abwechslungsreichen, gemischten Kost mit biologisch hochwertigen Eiweißträgern wie Milch (und Eiern), ist ernährungsphysiologisch durchaus vertretbar, diese Kostform also als Dauerernährung (für Erwachsene) geeignet.

Die rein veganische Ernährung, die auf die Zufuhr jeglicher tierischer Produkte verzichtet, kann demgegenüber zu Mangelerscheinungen führen. Besonders die ausreichende Versorgung mit Eisen, Calcium und Vitamin B_{12}, aber auch mit Protein, ist gefährdet. Hier kommt es auf ausgezeichnete Kenntnisse in der Lebensmittelzusammensetzung an, um durch gezielte Kombination für eine ausreichende Nährstoffaufnahme zu sorgen. Die Versorgung mit B_{12}, das in pflanzlichen Nahrungsmitteln nicht vorkommt, kann unter Umständen und individuell bedingt kritisch werden. Gegebenenfalls muß es medikamentös zugeführt werden. Für Säuglinge, Kleinkinder und Schwangere/Stillende ist eine rein veganische Ernährung nicht empfehlenswert.

---

* Darüber hinaus lehnen sie auch jegliche Verwendung tierischer Produkte (Wolle, Leder, Horn, Darm etc.) ab.

10.2 Makrobiotische Ernährung

Im Mittelpunkt seiner makrobiotischen Ernährungslehre steht für den japanischen Philosophen OHSAWA das sogenannte YIN-YANG-Prinzip. Yin und Yang sind Kräfte, die gegeneinandergerichtet sind, aber gleichzeitig zu einer Harmonie streben. Jeder Mensch und jedes Lebensmittel besitzt der Philosophie entsprechend ein Yin-Yang-Verhältnis, das durch entsprechende Kombination zu harmonisieren sei. Dies bezieht sich nicht nur auf die Ernährung, sondern u. a. auch auf Krankheiten: Nach OHSAWA können alle Krankheiten (incl. Krebs) durch makrobiotische Lebensweise verhindert oder geheilt werden. Medikamente sowie ärztliche Eingriffe werden abgelehnt.

Die makrobiotische Ernährung beschreibt 10 Ernährungsstufen nach dem Yin-Yang-Prinzip (Tabellen geben Aufschluß über Yin-Yang bei Nahrungsmitteln), die sich durch einen zunehmenden Anteil an Getreide und Getreideprodukten und abnehmenden Anteil anderer Lebensmittelgruppen unterscheiden. Vorgesehen ist eine stufenweise Umstellung der Ernährung durch Weglassen »zivilisierter, verarbeiteter« Lebensmittel, später auch von Milch, Fleisch, Eiern etc., durch Verzehr ausschließlich in der nächsten Umgebung angebauter Pflanzen und durch Beachtung bestimmter Zubereitungsregeln. Die Flüssigkeitsaufnahme ist generell stark reduziert. Eine ausschließliche Getreideernährung ist die höchste Stufe der Makrobiotik, die auch im Krankheitsfall von OHSAWA empfohlen wird.

Abgesehen vom gesundheitlichen Risiko durch die Ablehnung jeglicher medizinischer Betreuung birgt auch die **strenge** makrobiotische Ernährung große Gefahr in sich: Unterernährung und Mangelkrankheiten wie Skorbut, Rachitis, Anämie, Calcium- und Eiweißmangel sind häufig die Folge, auch Todesfälle waren keine Seltenheit als Folge der völlig einseitigen Ernährung. Die Flüssigkeitseinschränkung beeinträchtigt die Nierenfunktion und kann zu innerer Vergiftung führen.

Die strengen 5 Stufen der makrobiotischen Ernährungsform sind somit abzulehnen, während die gemäßigten ersten Stufen vollwertig sein können, also kein Risiko darstellen, wenn eine ausreichende Flüssigkeitsaufnahme gewährleistet ist.

10.3 Anthroposophische Ernährungslehre

Die Anthroposophie ist untrennbar mit ihrem Begründer, Rudolf STEINER, verbunden. Die Anthroposophie ist eine ganzheitliche Lehre, die versucht, den Menschen in seinem Zusammenhang mit der Welt und dem Kosmos zu begreifen. Die anthroposophisch orientierte Ernährungswissenschaft bezieht neben der »konventionellen« Ernährungslehre die Kräfte des belebten Körpers, der Psyche und des Geistes mit ein. Dem entsprechend wird den Pflanzen ein Wert über ihre Inhaltsstoffe hinaus, nämlich im Bereich der vegetativen Kräfte, zugesprochen. Beim Fleisch komme noch die seelische Komponente des Tieres hinzu. Auch der Mensch, der die Nahrung anbaut, züchtet oder zubereitet, übe einen Einfluß aus.

Eine hohe Nahrungsmittelqualität bildet in der anthroposophischen Ernährungslehre die Grundlage für eine richtige und gute Ernährung. Die Herstellung qualitativ hochwertiger Nahrung ist die Aufgabe der anthroposophischen Landwirtschaft. Diese »biologisch-dynamisch« erzeugten Produkte sind unter dem eingetragenen Warenzeichen DEMETER im Handel.

Bei der anthroposophischen Ernährung handelt es sich um eine Vollwertkost auf Getreidegrundlage, die den Verzehr von tierischen Nahrungsmitteln nicht generell verbietet. Jedoch besteht die Ansicht, daß der »Fleischgenuß den Menschen in seiner geistigen Reifung behindert«.

Für die Einschätzung der ernährungsphysiologischen Qualität der anthroposophischen Ernährung gilt in positivem Sinne das, was bereits zur lacto-vegetabilen-Ernährung festgestellt wurde.

10.4 Schnitzer-Kost

Der Zahnarzt Dr. SCHNITZER wollte über die Behandlung entstandener Gebißschäden hinaus durch eine möglichst gesunde Ernährung Krankheiten vorbeugen oder zum Stillstand bringen. Er geht davon aus, daß der Mensch von seiner Urnahrung her ein »Früchteesser« sei (umstritten!) und empfiehlt eine »zivilisierte Urnahrung« auf der Basis einer vegetabilen Rohkost mit weitgehend naturbelassener Nahrung aus möglichst kontrolliertem Anbau.

Seine Normalkost entspricht im wesentlichen einer ovo-lacto-vegetabilen Kost (s. S. 119) und ist entsprechend positiv zu werten. Allerdings birgt die Vorschrift, Rohmilch zu trinken, ein erhöhtes, hygienebedingtes Gesundheitsrisiko, besonders für Säuglinge und Schwangere/Stillende. Die Schnitzersche INTENSIVKOST dagegen ist eher kritisch zu beurteilen. Es handelt sich dabei um eine streng veganische Rohkost-Ernährung (s. S. 120), die den (nicht bewiesenen) Anspruch erhebt, Krankheiten zu heilen und die Gesundheit auf Dauer zu erhalten. Bei dieser unterkalorischen Ernährungsform dürfen ausschließlich pflanzliche Speisen in unerhitztem Zustand verzehrt werden, was auch das Verbot für sämtliche Brotsorten, incl. Vollkornbrot, einschließt. Zusätzlich zu den auf S. 120 dargestellten möglichen Nachteilen der rein veganischen Ernährung bereits für Gesunde, können Kranke, besonders die von Schnitzer ausdrücklich angesprochenen Diabetiker, die er mit seiner Ernährungsform »heilen« will, zu einem falschen, gesundheitsgefährdenden Ernährungsverhalten verleitet werden. Die postulierten Erfolge bei Krankheiten sind wissenschaftlich nie bewiesen worden.

10.5 Haysche Trennkost

Um die Jahrhundertwende verbreitete der amerikanische Arzt Howard HAY eine Ernährungsidee, die ursprünglich für die Eigenbehandlung seiner Nierenerkrankung konzipiert war, jedoch auch (angeblich) Heilung bringen soll bei Anämie, Diabetes mellitus, Kropf, Tumoren, Tuberkulose und fast allen anderen Krankheiten.
Hay geht davon aus, daß durch die Zivilisation die Nahrung so verändert wird, daß von ihrem natürlichen Gehalt wenig übrigbleibt. Daher plädiert er für die »Entmischung« der Kost durch getrennten Verzehr von Eiweiß und Kohlenhydraten in einer Mahlzeit (Fett wird als neutral angesehen und kann immer gegessen werden), denn »der Mensch soll nicht mischen, was die Natur zu mischen unterließ«. Er untermauert seine Theorie mit der Feststellung, daß unser Verdauungstrakt nicht in der Lage ist, gleichzeitig säurebildend (Eiweiß) **und** basenbildend (Kohlenhydrate) zu verdauen, »genausowenig, wie ein Zimmer gleichzeitig hell und dunkel sein kann«. Allerdings ignoriert er bei dieser Betrachtung, daß »die Verdauung« keineswegs nur im Magen stattfindet, sondern v. a. in den verschiedenen Darmabschnitten, in denen unterschiedliche Bedingungen (z. B. Verdauungsenzyme) für die Verdauung der einzelnen Nährstoffe vorliegen. Des weiteren bleibt unbeachtet, daß in den meisten (auch naturbelassenen) Lebensmitteln Eiweiß und Kohlenhydrate gleichzeitig vorliegen. In der Muttermilch beispielsweise, dem

einzigen Nahrungsmittel, daß »von Natur aus« für die menschliche Ernährung bestimmt ist, liegen beide Nährstoffe nebeneinander vor. Wer sich also ganz strikt an die Nährstofftrennung halten will, kann seine Ernährung nur auf einige wenige Nahrungsmittel beschränken (Gefahr partieller Mangelernährung). Ansonsten sind Kompromisse unumgänglich, wodurch sich das Prinzip der »Trennung« jedoch verwischt. So teilt auch Hay die Nahrungsmittel nach ihrem »vorwiegenden« Anteil ein und gestaltet seine Kombinationsvorschläge für die einzelnen Mahlzeiten oft seinem Prinzip widersprechend, sicherlich auch z. T. aus der damals noch bestehenden Unkenntnis über die tatsächliche Nahrungsmittelzusammensetzung heraus.

Die Durchführung der Hayschen Trennkost ist in der Praxis umständlich und oft nur auf Kosten des Geschmacks möglich. Bisher ist auch Hays Hypothese wissenschaftlich nicht exakt zu begründen.

Ernährungsphysiologisch betrachtet kann die Trennkost bei abwechslungsreicher, nicht einseitig gestalteter Nahrungsmittelauswahl dennoch, trotz kaum durchführbarer Trennungsversuche, auf den Tag verteilt einer vernünftigen Mischkost entsprechen.

10.6 Die Schroth-Kur

Die Schroth-Kur ist eine nicht als Dauerernährung zu betrachtende, 3–4wöchige stationär durchzuführende gezielte »Mangelernährung« zur »Entschlackung«, Gewichtsabnahme und allgemeinen Verbesserung des Gesundheitszustandes. Sie ist nach ihrem Begründer, Johann SCHROTH, benannt.

Die Kur besteht in ihrer strengen Form hauptsächlich aus altbackenen Semmeln und naturbelassenem Wein sowie therapeutischen Mitteln in Form von Umschlägen und Schwitzpackungen.

Die Diät ist stark energiereduziert, eiweiß-, fett- und flüssigkeitsarm sowie kohlenhydrat- und alkoholreich und schon aus letztem Grund nicht sonderlich empfehlenswert. Die Kur gliedert sich in **Trockentage** (mit Dörrobst, Kurgebäck und wenig Flüssigkeit) und kleine (ca. ½ l Wein) bzw. große **Trinktage** (1 l Wein) im Wechsel.

Die Schroth-Kur wirkt entwässernd und gewichtsreduzierend, ist jedoch ausgesprochen vitamin-, mineralstoff- und eiweißarm sowie durch den Alkoholanteil leber- und kreislaufbelastend. Auch die insgesamt eher niedrige Flüssigkeitsaufnahme in Anbetracht der strengen Reduktionskost ist negativ anzusehen.

Insgesamt schadet eine dreiwöchige Schroth-Kur einem jungen, gesunden Organismus wohl kaum, jedoch ist mit langfristigen Erfolgen bei der Gewichtsabnahme nicht zu rechnen.

10.7 Kohlenhydratarme Kost

Es sind eine Reihe von kohlenhydratarmen Kostvorschlägen und Diäten auf dem Markt, wobei die »**Dr. Atkins-Diät**« und die »**Punkte-Diät**« die wohl bekanntesten sein dürften.

Im allgemeinen besitzen kohlenhydratarme, relativ fett- und eiweißreiche Diäten einen hohen Sättigungseffekt. Wenn sie kalorienreduziert sind, eignen sie sich besonders gut zum Abnehmen. Die Hauptschwierigkeit bei gemischter Reduktionskost ist meist das geringe Sättigungsgefühl, was das Durchhalten erschwert. Eine fett- und eiweißreiche Kost sättigt dagegen auch bei relativ geringen Mengen schon ausreichend. Es ist aber von Bedeutung für das Abnehemen, daß die aufgenommenen Kalorien entsprechend richtig liegen.

Die Dr. Atkins-Diät und die Punkte-Diät sind nicht kalorienbeschränkt. Sie gehen davon aus, daß sich die Gesamtkalorienzufuhr bei hoher Fett- und Eiweißaufnahme durch Selbstregulierung automatisch reduziert. Für Sportler, insbesondere für Ausdauersportler, sind diese Kostformen nicht geeignet. Der niedrige Kohlenhydratanteil und der hohe Fettanteil reduzieren die Leistungen erheblich.

10.8 Dr. Haas-Leistungsdiät

Die von **Dr. Haas** propagierte »Leistungsdiät« hat in Sportlerkreisen großes Aufsehen erregt. Dr. Haas entwickelt allerdings keine eigenen, neuen Vorstellungen, sondern er faßt in geschickter und verkaufsfördernder Art die altbekannten Erkenntnisse der Sportphysiologie zusammen. Diese Erkenntnisse sind im Prinzip die Betonung der Kohlenhydrate als ideale Energielieferanten und die Reduzierung der Fette zur Leistungssteigerung. Dies ist allgemein bekannt und von veschiedenen Autoren über die Jahre hinweg veröffentlicht worden.

Das Verdienst von Dr. Haas liegt darin, daß er diese Zusammenhänge zwischen Ernährung und sportlicher Leistungsfähigkeit einem breiten Publikum durch geschickte und populäre Aufmachung nahegebracht hat. Erfreulich ist auch, daß er sich dafür einsetzt, daß natürliche Nahrungsmittel, richtig ausgewählt, alle Bedürfnisse des Sportlers abdecken können, und daß nicht auf Präparate zurückgegriffen werden muß.

Register

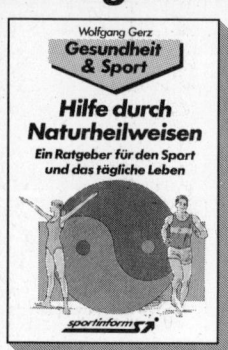
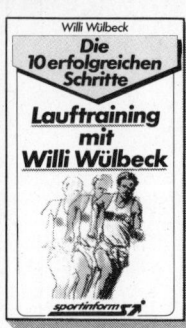
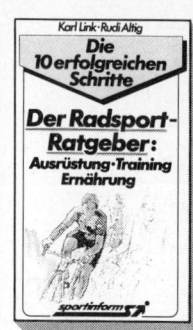
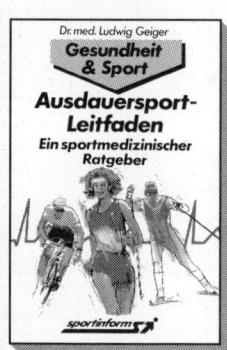
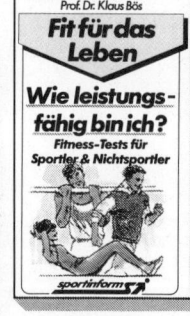
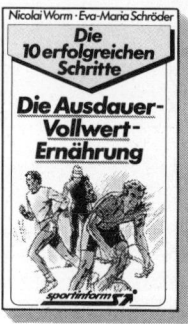
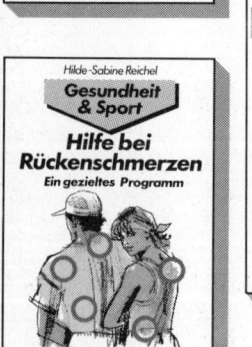
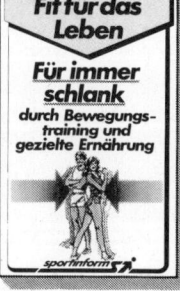
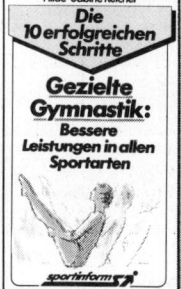